Dr. Michael Spitzbart

Fit Forever

3 Säulen für Ihre Leistungsfähigkeit

➔ Bewegung ➔ Ernährung ➔ Denken

WILHELM HEYNE VERLAG
MÜNCHEN

HEYNE RATGEBER
08/5377

Umwelthinweis:
Dieses Buch wurde auf chlor- und säurefreiem Papier gedruckt.

2. Auflage

Taschenbucherstausgabe 01/2002
der deutschen Originalausgabe
»Fit forever – 3 Säulen für Ihre Leistungsfähigkeit«

Wilhelm Heyne Verlag GmbH & Co. KG, München
http://www.heyne.de
Printed in Germany 2002
Bilder Innenteil:
S. 54 © Dr. Thomas Wessinghage,
S. 50, 53, 73, 74, 155, 173 © WESSP.Verlag GmbH
Umschlagillustration: Corbis Stock Market/H. Prinz, Düsseldorf
Umschlaggestaltung: Eisele Grafik-Design, München
Satz: Schaber Satz- und Datentechnik, Wels
Druck und Bindung: Ebner & Spiegel, Ulm

ISBN 3-453-19743-7

»Stellen Sie sich eine Medizin vor, die so mächtig ist, dass sie die Gehirnchemie verändern kann, so vielseitig, dass sie eine ganze Reihe von psychischen Problemen verhindern oder lindern kann, so sicher, dass sie fast ohne Nebenwirkungen ist, wenn sie maßvoll eingenommen wird, und so billig, dass sie sich jeder leisten kann. Diese Wunderdroge ist körperliche Aktivität.«

ROBERT HALES

Inhalt

1 Von der Leichtigkeit des Seins

Erschaffen Sie sich selbst neu

Können Sie sich noch daran erinnern, wie das war, damals - als wir alle Kinder waren? Erinnern Sie sich noch, mit welcher beneidenswerten Leichtigkeit Sie in dieser Zeit gelebt haben? Mit welcher ansteckenden Begeisterungsfähigkeit Sie neue Ideen aufgegriffen und auch verwirklicht haben?

Kinder können etwas, was wir verlernt haben. Kinder leben im Hier und Jetzt. Sorge um die Zukunft ist ihnen fremd. Sie grämen sich nicht über die Vergangenheit. Kinder gehen völlig auf im Hier und Jetzt, in ihrer augenblicklichen Tätigkeit.

Für Kinder ist das Leben ein Spiel. Kinder spielen Lokomotivführer - und *sind* in diesem Augenblick auch wirklich Lokomotivführer. Kinder spielen Zirkusdirektor, und *sind* in diesem Augenblick auch wirklich Zirkusdirektor. Kinder spielen Astronaut, und *sind* in diesem Augenblick auch wirklich Astronaut. Stellen Sie sich vor, Sie spielen Manager und wären in diesem Augenblick auch wirklich Manager.

Manchmal klappt das auch heute noch. Eher zufällig. Ab und zu überkommen uns auch heute noch diese Augenblicke, in denen uns alles wie von selbst von der Hand geht. Momente, in denen wir Höchstleistung bringen - ohne uns anzustrengen. Psychologen nennen diesen beneidenswerten Zustand »Flow«. Im Flow geht alles wie von selbst. Keine Sekunde sinnieren Sie über die Zukunft, keinen Augenblick verschwenden Sie an die Vergangenheit. Sie leben im Hier und Jetzt, gehen völlig in Ihrer derzeitigen Tätigkeit auf. Immer sind dies seltene Glücksgefühle, an die Sie sich Ihr Lebtag lang erinnern können.

Was ist der Unterschied zwischen Flow und unserem Alltag?

Die Antwort ist simpel. Im Flow laufen wir zur Höchstform auf - und merken es gar nicht. Keine Schweißperlen auf der Stirn, keine verkniffenen Lippen, kein Stress im Nacken. Höchste Performance, ganz ohne Anstrengung, genau wie es sein sollte.

Oft aber arbeiten wir anders, schuften von früh bis spät. Jeden Handgriff erledigen wir selbst. Machen Sie es wie der Adler! Er lebt im Flow. Er nutzt eine fremde Kraft, die Kraft des Windes. Er klinkt sich einfach ein in den Aufwind, benutzt diese Kraft für seine Ziele, als würde er sagen: Warum schwierig, wenn's auch einfach geht?

Machen Sie es wie der Adler!

Für viele Menschen gibt es nur einen Weg zu Höchstleistung, Kreativität und Erfolg. Nämlich Einsatz, eiserne Disziplin und Überstunden. Dabei gibt es auch in Ihrem Leben die Kraft des Windes. Gelingt es uns, diese Kraft zu nutzen, beflügelt sie unseren Geist und führt uns in eine Welt der Leichtigkeit, eine Welt in der man mühelos gewinnt, egal, welches Ziel man im Leben verfolgt. Nur die wenigsten Menschen wissen, wie man diese Kraft für sich nutzt.

→ Kommen Sie mit uns – wir zeigen Ihnen den Weg!

Drei Säulen für Ihre Leistungsfähigkeit

Für das Geheimnis des Fliegens benötigen Sie nur drei Techniken: Bewegung, Ernährung und Denken - alle drei, sie sind untrennbar miteinander verbunden. Die Bewegung macht zwar nur fünf Prozent aus, wird sie aber vergessen, bricht das ganze System zusammen. Wer sich nur ein Thema herausgreift, gelangt nie ans Ziel.

Nehmen wir *Bewegung*. Fitnessstudios quellen über vor Bewegungshungrigen. Doch was nutzt uns mit 60 ein muskelbepackter Körper, wenn sich der IQ so langsam der Körpertemperatur annähert?

Auch *Ernährung* allein ist nicht alles. Eine Ernährungsexpertin, die unser Seminar besuchte, stieg mit 52% Körperfett von der Waage. Unfreiwillig schleppte sie mit jedem Schritt einen ganzen Butterberg mit sich. Wer sich nicht bewegt, verbrennt kein Fett.

Oder *Mentaltechniken.* Buddha vermag zwar kraft seiner Gedanken Berge zu versetzen, stellen Sie sich aber vor, Buddha geht einkaufen. Die Einkaufstüte schafft er nicht in den dritten Stock - vor lauter Rückenschmerzen. Wer ständig sitzt, ist bald bewegungsunfähig.

Sie wollen Ihr Leben ändern, Sie träumen von Kreativität, von Höchstleistung und andauerndem Erfolg? Lernen Sie die drei Techniken: *Bewegung, Ernährung* und *Denken.* Sie sind der Schlüssel zum Erfolg und der erste Schritt zur Leichtigkeit des Seins.

➔ Erschaffen Sie sich selbst neu!

So kommen Sie zum Flow

Innere Begeisterung ist der Schlüssel zum Erfolg

Begeisterung ist die Quelle unerschöpflicher Energie. Nur wenn Sie selbst innerlich begeistert sind, können Sie auch andere Menschen begeistern, sie motivieren und Energien freisetzen. Jack Welch, Boss von General Electric, einer der erfolgreichsten Manager der Welt: »Ein Manager muss begeistert sein. Das setzt Energien frei und steckt andere an. Darum ist Personalmanagement Chefsache.«

»Tunen« Sie Ihren Körper

Doch wie wollen Sie begeistert sein, wenn der Ranzen spannt und der Ischias zwickt? Es ist nie zu spät. Ihr Körper gleicht einem Mercedes.

Er lässt sich tunen, einstellen, nachjustieren, aufmöbeln. Zu hoher Blutdruck? Zu hohes Cholesterin? Drei Tage leichtes Training senkt die Werte schon um drei Prozent. Nebenwirkung: Aus ranzigem Hüftgold wird bald ein kantiger Heckspoiler.

So laufen Sie zur Höchstform auf

Energy flows where attention goes. Wenn Denken und Tun zusammenfallen, dann gibt es nur noch Flow statt Stress. Flow ist der Zustand völliger Konzentration. Lernen Sie, in Ihrer Sache aufzugehen. Erbringen Sie permanent Höchstleistung - vierzehn Stunden am Tag. Höchstleistung - das heißt optimale Durchblutung und Sauerstoffdurchflutung aller Organe.

Werden Sie kreativ

Kreativität lässt sich trainieren. Kreativität kann man essen. Sie ist gekoppelt an die Sauerstoffzufuhr und an ein Kreativitätshormon im Gehirn: *ACTH*. Lernen Sie, auf Knopfdruck kreativ zu sein.

Beherrschen Sie Ihren Stresshaushalt

Auch das ist machbar. Gestresst oder ausgeglichen - das hängt von unseren Stresshormonen Adrenalin und Cortisol ab. Ruhige und souveräne Menschen haben einen niedrigen Cortisol- und Adrenalinspiegel. Bestimmen Sie Ihren Cortisolspiegel selbst.

Bleiben Sie wach und fit den ganzen Tag

Sie kommen abends erschöpft nach Hause und für ein Tennismatch bleibt keine Kraft? Man muss nicht müde werden. Dank effektiver Entspannungstechniken können Sie einfach und schnell Energie nachtanken.

Sie wollen etwas ändern? Fangen Sie bei sich selber an.

Sie warten immer, dass sich die Rahmenbedingungen ändern. Darauf können Sie lange warten. Warten Sie nicht länger darauf, dass die Politiker ihre Versprechen einlösen, Ihre Mitarbeiter kräftiger zupacken, Ihre Kinder bessere Noten heimbringen. Fangen Sie lieber bei sich selbst an. Glück verschaffen Ihnen Ihre Hormone. Machen Sie sich Ihr Glück selbst.

Das unterscheidet Flow vom Stress

1. Innere Begeisterung
2. Körpertuning
3. Kreativität dank ACTH
4. Niedriger Cortisolspiegel
5. Richtige Entspannungstechniken
6. Veränderung? Jetzt gleich!
7. Optimierte Fettverbrennung

Werden Sie wieder ein Fettverbrenner

Der Kopfarbeiter hat die Fähigkeit, Fett zu verbrennen, verloren. Darum funktionieren langfristig auch keine Diäten. Lernen Sie wieder, Fett zu verbrennen. Das schützt Ihre Gefäße vor Gefäßverkalkung und sichert Leistungsfähigkeit und Gesundheit bis ins hohe Alter.

Von der Droh- zur Froh-Medizin: ein kleiner, aber entscheidender Schritt

Bevor wir Ihr Leben auf den Kopf stellen, werfen wir noch einen letzten Blick zurück in die Hölle der »Droh«-Medizin. Hier sind die deutschen Ärzte Spitze. Keine Konsultation ohne erhobenen Zeigefinger. Am Ende steht der Herzinfarkt. Bei unserer »Froh«-Medizin werden zwar ebenso »Wenn-Dann's« verkündet, sie gipfelt aber in einem positiven Lebensgefühl.

Der Bankrott der »Droh«-Medizin

2

»Die Medizin sollte dafür sorgen,
dass Menschen so alt wie möglich jung sterben.«

EVELYN WAUGH

Die Verlängerung der Lebensspanne

Die moderne Medizin will Ihr Leben verlängern. Sie macht das gar nicht so schlecht. Der Fortschritt braust mit Lichtgeschwindigkeit. Das medizinische Wissen verdoppelt sich jährlich. Unsere Lebensspanne dehnt sich permanent aus. Der Mann rechnet heute mit 72 Jahren, die Frau mit 78. Für das Jahr 2010 wird der Hunderter anvisiert. Doch leider verlängert sich nur die Lebensspanne. An der Gesundheitsspanne ändert sich nichts. Im Klartext: Sind Sie erst einmal krank, dann verfügt die Medizin heute über exquisite Methoden, Sie länger am Leben zu erhalten.

Das ist nicht unser Ziel. Wer will schon seinen Ruhestand im Pflegeheim verbringen oder gar im Krankenbett dahinvegetieren. Solange wir leben, wollen wir alle fit sein, jeden Tag genießen, und uns - wie es Luis Trenker sagen würde - mit 97 noch die Schnürsenkel selber zubinden können. Um die

Gesundheitsspanne auszudehnen, sind aber wir selbst gefordert. Gesundheit ist kein Zufallsprodukt. Da hilft keine Krankenkasse, kein Wunderheiler, keine Pillen und kein Lebenspartner.

Doch kapieren will das keiner.

Der Grund: Der Schlaganfall kommt immer plötzlich. Die »Droh«-Medizin basiert auf der heimtückischen Devise: Ich merke, dass ich nichts merke. Bei unserer Geburt werden wir mit 100% Organfunktion ausgestattet. Wir sind mit allen Ressourcen versorgt, die wir für ein gesundes und glückliches Leben brauchen. 100% der Lunge, der Leber, der Nieren, des Herzens, der Milz – sogar die Fähigkeit zu hundertprozentiger geistiger Leistungsfähigkeit wird frei Haus mitgeliefert.

Kaum ein paar Jährchen auf der Welt, stellt sich der innere Schweinehund ein. Wir werden nachlässig, weil Körper und Geist unsere Sünden, die Zigaretten, den Bewegungsmangel, den Schweinsbraten lange Zeit wegstecken. Dass hohes Cholesterin mit Stress, Alkohol und Nikotin, Fraß und Völlerei,

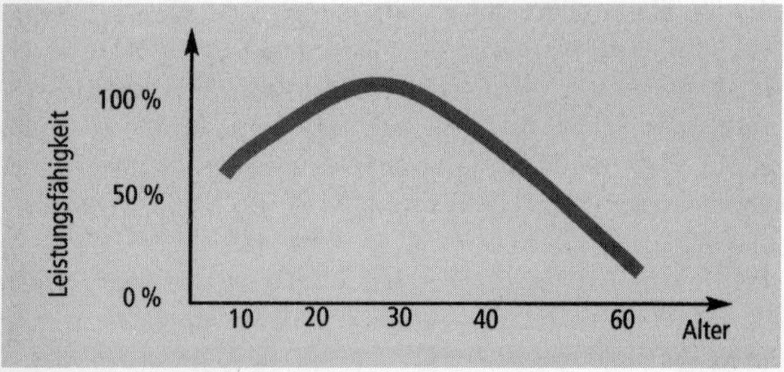

Früher, als wir glauben, und bevor wir etwas merken, geht es mit der Gesundheit bergab.

Schlafmangel und hoher Blutdruck uns schaden, braucht keine Aufklärungskampagnen mehr. Neueste Studien beweisen, dass die Gefäßverkalkung oft schon mit 16 Jahren beginnt. Das einfältige Gegenargument ist schnell bei der Hand: Herr Doktor, das kann doch nicht so schlimm sein, denn ich spüre ja nichts.

Genau. Die Krankheit pirscht sich lautlos an. Wir rauben uns 70% unserer Organfunktion - ohne dass wir Notiz davon nehmen. Erst bei den verbleibenden 30% setzt die Natur unmissverständliche Zeichen. Das Ergebnis heißt Herzinfarkt, Schlaganfall und allmähliche Verblödung. Erst jetzt setzt die »Droh«-Medizin ein. Jetzt darf der Arzt zeigen, was er kann. Jetzt werden alle Register gezogen: Operation, Bypass, Rehabilitation.

Die »Droh«-Medizin hat den gesunden Menschen aufgegeben. Die Vorbeugung ist ein vernachlässigtes Stiefkind der Medizin. Nur 10% aller Untersuchungen haben die Prävention im Visier und nur 1% des finanziellen Gesundheitsaufkommens wird für die Prävention ausgegeben. Die Universität lehrt die Krankheiten. Wie man Gesundheit, Lebensfreude und Schaffenskraft produziert, darüber gibt es keine Vorlesungen. Studien über Herzinfarkt, Schlaganfall oder Krebs füllen dagegen ganze Universitätsbibliotheken und stapeln sich auf den Schreibtischen überforderter Hausärzte. Sie haben gelernt, Krankheiten zu behandeln, keine Gesundheiten. Tagtäglich sind Ärzte bemüht, das Wasser, das unsere Konsumgesellschaft verschüttet, aufzuwischen. Darum kommen sie gar nicht auf die Idee, den Wasserhahn einmal zuzudrehen.

Der rapide Verfall unserer Leistungsfähigkeit ist rasch erklärt. Schreibtisch, Fast Food und 90-Stunden-Woche haben

Herzinfarkt, Schlaganfall und Gefäßverkalkung salonfähig gemacht. Fast glaubt man, gegen sie sei kein Kraut gewachsen.

Bewegungsmangel

Der Mensch ist für Bewegung geschaffen. Wir sind dafür gemacht, acht Stunden dem Wisent hinterherzurennen oder dem Säbelzahntiger davonzulaufen. Wir sind gebaut für ein Leben in Bewegung, für ein Leben als Jäger und Sammler.

Unser Bauplan hat sich seit grauer Vorzeit nicht verändert. Doch unser Tun haben wir auf den Kopf gestellt. Anstatt das Mammut zu jagen, missbrauchen wir unseren dynamischen Bewegungsapparat, trainieren uns in Statik. Kein Wunder, wenn nach der Sitzung der Rücken schmerzt. Der Grund ist meist die Bandscheibe.

Die Bandscheibe erwartet von uns noch immer dasselbe wie vor 5000 Jahren - regelmäßige Bewegung. Doch wir vernachlässigen sie sträflich, verweigern ihr jede Betätigung. Die Aufgabe der Bandscheibe ist, die Wirbelsäule beweglich und die Wirbelkörper auf Distanz zu halten. Das kann nur funktionieren, wenn die Bandscheibe mit einer gallertartigen Flüssigkeit prall gefüllt ist.

Doch die Bandscheibe ist nicht wie alles andere im Körper an ein Blutgefäß angeschlossen, das ständig Nährstoffe in die Bandscheibe transportiert und Stoffwechselabbauprodukte abtransportiert. Die Bandscheibe muss für sich selbst sorgen. Nur mithilfe der Druck-Saug-Pumpe wird die gallertartige Flüssigkeit effektiv ernährt.

Die Druck-Saug-Pumpe wird durch unsere Bewegung ausgelöst. Bei jedem Schritt wird die Bandscheibe belastet. Kurz

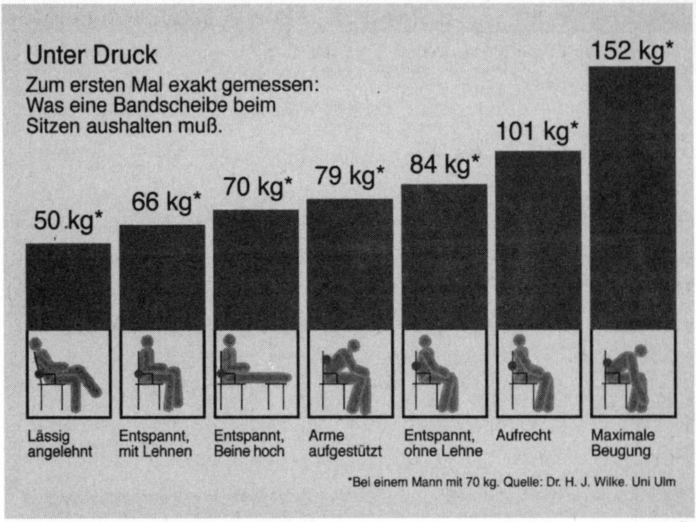

Rückenschmerzen und Bandscheibenvorfälle werden allmählich als »normal« angesehen. Aber sie sind vermeidbar! Man muss sich nur bewegen.

darauf wird sie entlastet. Der innere Kern der Bandscheibe gleicht einem Gummibärchen. Die Druck-Saug-Pumpe drückt es permanent zusammen und lässt es wieder los.

Das ständige Wechselspiel zwischen Be- und Entlastung presst Schlackstoffe und Stoffwechselabbauprodukte aus und saugt neue Nährstoffe an.

Würden wir uns täglich zehn Stunden bewegen, wie es ursprünglich für uns vorgesehen war, bliebe unsere Bandscheibe ewig jung. Anstatt uns zu bewegen, hocken wir zehn Stunden täglich hinter dem Schreibtisch. Der Effekt überzeugt: Jeder zweite über 50 klagt über Rückenschmerzen und greift sich ans schmerzende Kreuz.

Durchschnittsalter der Patienten bei Bandscheibenvorfall:	38
Prozentsatz der Anträge auf vorzeitige Rente auf Grund von Bandscheibenerkrankungen:	50
Zahl der Bandscheibenoperationen pro Jahr:	80 000
Deutsche mit chronischen Rückenschmerzen:	8 000 000
Ausgaben in Mark für die Behandlung von Rückenschmerzen in Deutschland pro Jahr:	10 000 000
Inklusive Arbeitsausfällen kosten Rückenleiden die deutsche Volkswirtschaft 34 Milliarden DM im Jahr!	

Genauso verhält es sich auch mit unseren Gelenken. Statischer Missbrauch fördert die Arthrose, zerstört unsere Enzyme zur Fettverbrennung. Dynamische Belastung stellt hingegen den adäquaten Schlüsselreiz für den Aufbau und Erhalt des Bewegungsapparates dar.

Nikotin

Ein überaus gefährlicher Angriff auf die Unversehrtheit unseres Körpers ist der so genannte Nikotinabusus - nichts anderes als der Missbrauch unserer Atemwege mit blauem Dunst. Dass Rauchen schädlich ist, haben wir tausendfach gelesen, gehört und gesehen. Jeder wiegt sich dennoch in Sicherheit. Schließlich entwickeln sich die verheerenden Folgen über Jahre und sind nicht gleich aufs Erste sichtbar - Raucherbein, Lungenkrebs. Gut Ding will bekanntlich Weile haben. Viele erklären den Griff zur Zigarette mit Stress, dem sie ausgesetzt sind. Versuchen Sie doch einfach einmal, Ihrem Stress davonzulaufen!

Die oft verkannte Gefahr des Rauchens ist der pharmakologische Effekt des Nikotins. Alle Arterien weisen in ihrer Gefäßwand eine Muskelschicht auf. Hier schlägt das Nikotin erbarmungslos zu. Nach nur drei Zügen an einer Zigarette ziehen sich die Muskeln all unserer Arterien zusammen und verursachen eine maximale Gefäßverengung. Alle wichtigen Substrate können dadurch nur noch unzureichend transportiert werden. Das Gehirn erhält beispielsweise ein Drittel weniger Sauerstoff. Nach nur drei Zügen katapultiert man sich vergleichsweise von Meereshöhe auf 3000 Meter.

Der Nichtraucher kennt das. Dreimal am Glimmstengel gezogen, und die Halsschlagader zieht sich blitzartig zusammen, die Hirndurchblutung wird gedrosselt. Das Gehirn des Nichtrauchers erschrickt regelrecht, Schwindel ist die Folge.

Das Gehirn des Rauchers lernt, mit weniger auszukommen. Darum ist Rauchern nicht dauernd schwindelig. Das Gehirn eines Rauchers vollbringt Großartiges! Es schafft es, ohne einen lebenswichtigen Stoff auszukommen: den Sauerstoff. Leider auf Kosten des Denkens.

Das Gleiche gilt für das Organ Herz. Auch ein Raucherherz schlägt, nur nicht so dynamisch. Wenn Sie zwanzig Zigaretten täglich rauchen, dann muss Ihr Herz die gleiche Last tragen, als hätten Sie 35 kg Übergewicht. Das Herz schlägt trotzdem, keine Frage. Nur nicht ganz so lange.

Rein statistisch stirbt ein Raucher 22 Jahre früher als ein Nichtraucher. Bei einer statistischen Lebenserwartung von 72 Jahren, bleiben Ihnen als Durchschnittsraucher gerade noch fünfzig. Alles bloß Statistik? Füllen wir die toten Zahlen mit Leben: In den USA sterben 40 000 Menschen innerhalb eines

Warnhinweise auf Tabakprodukten

Am Totenkopf vorbeigeschrammt

Es bleibt dabei: Auch in Zukunft darf der Gesundheitsminister mit Hinweisen wie »Rauchen verursacht Krebs« oder »Rauchen verursacht Herz- und Gefäßerkrankheiten« auf Zigarettenschachteln und anderen Tabakerzeugnissen vor dem Tabakkonsum warnen. Die Tabakindustrie ist mit einer Klage gegen derartige Warnhinweise vor dem Bundesverfassungsgericht gescheitert.

Fünf Zigarettenhersteller hatten das höchste deutsche Gericht angerufen, um die Verordnung zur Kennzeichnung von Tabakerzeugnissen zu kippen. Die Warnhinweise seien »objektiv unrichtig« und nichts anderes als »staatlich verordnete Irreleitungen«. Das Verfassungsgericht sieht dies anders. Es sei medizinisch gesichert, dass Rauchen Krebs verursache und zu tödlichen Krankheiten führe. Die Richter wurden sogar noch deutlicher. In ihrer Ende Februar veröffentlichten Urteilsbegründung sagen sie: »Das Rauchen tötet mehr Menschen als Verkehrsunfälle, AIDS, Alkohol, illegale Drogen, Morde und Selbstmorde zusammen.« Das Zigarettenrauchen sei – wissenschaftlich eindeutig belegt – in den Industrieländern die häufigste Einzelursache für den Krebstod. Damit gehöre die Warnung vor den Gesundheitsgefahren des Rauchens zu den legitimen Aufgaben des Staates.

Dass die Warnhinweise offenbar wenig fruchten, gestehen die Richter zu. Es wird mehr geraucht als zuvor. Dennoch seien die Warnaufdrucke zumindest geeignet, den Verbraucher von einem bedenkenlosen Tabakkonsum abzuhalten.

Für den Fall, dass die Zigarettenhersteller Restzweifel an der Einstellung des Gerichts zum Tabakkonsum haben sollten, setzten die Richter noch einen obendrauf. Die Tabakindustrie könne sich glücklich schätzen, heißt es in der Begründung des Beschlusses, dass ihre Produkte nicht nach der Gefahrenstoffverordnung gekennzeichnet werden müssen. Danach müssten nämlich krebserzeugende Stoffe mit einem Totenkopf mit gekreuzten Gebeinen und der Warnung »giftig« gekennzeichnet werden.

Josef Maus/afp.

Quelle: Deutsches Ärzteblatt 94, März 1997 (1)

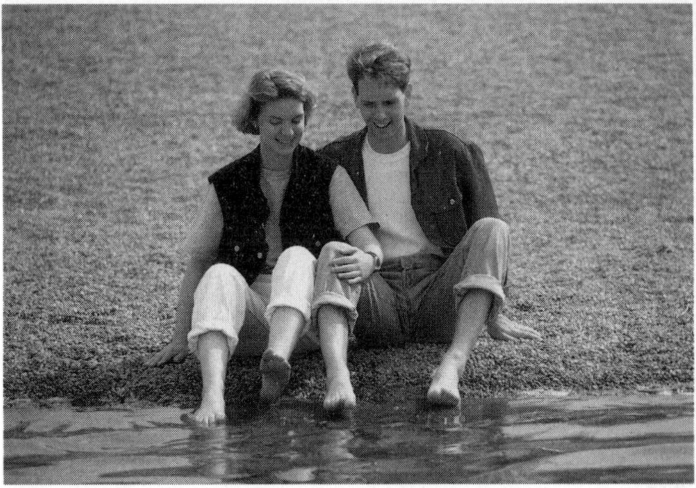

Öfter mal raus und sich bewegen und dabei Sauerstoff tanken. Wer ausreichend damit versorgt ist, kann besser denken!

Jahres an den Folgen des Rauchens, und zwar nicht im hohen Alter, sondern in jugendlichen Jahren zwischen 30 und 49.

»Aber ich rauche doch bloß vier Zigaretten am Tag - und die rauche ich gern.« Das mag schon sein, doch Vorsicht: Die Gefäßverengung durch eine Zigarette hält für sechs Stunden an. Wer nur vier Zigaretten täglich raucht, hat rein rechnerisch rund um die Uhr eine solche Gefäßverengung. Seien Sie also ganz beruhigt. In puncto Sauerstoffversorgung ist es völlig egal, ob sie vier oder vierzig Zigaretten am Tag rauchen. Nikotin lässt sich nun einmal mit einem leistungsfähigen Leben nicht vereinbaren.

Am Ende stehen nachlassende intellektuelle Fähigkeiten, Impotenz, Raucherbein oder Lungenkrebs. Ist es einmal so weit gekommen, dann brauchen Sie sich das Rauchen auch nicht mehr abzugewöhnen. Die Summe der negativen Folgen lassen sich dann nämlich kaum noch rückgängig machen. Darum hören Sie auf. *Jetzt!*

Übergewicht

Die Weltgesundheitsorganisation WHO warnt: Eine chronische Krankheit breitet sich über den gesamten Globus aus. Die Fettsucht rafft jedes Jahr mehr als 300 000 übergewichtige Amerikaner dahin. Dort wundert man sich, was alles noch aufrecht auf zwei Beinen gehen kann. Deutsche Krankenkassen müssen für fettleibige Patienten über 30 Millionen Mark im Jahr lockermachen. Der Homo sapiens wiegt heute zehn Kilogramm mehr als vor hundert Jahren. Seit 1960 hat sich die Zahl der Übergewichtigen verdoppelt.

Der Grund: Unsere Gene sind noch immer auf Energiespeicher programmiert. Bei der Völkerwanderung ging es nur um eines: Beweg dich so wenig wie möglich, iss so viel es geht. Übrig geblieben sind nur jene, die genügend Fett auf ihre Rippen brachten. Doch Fett zu speichern war noch nie so einfach wie heute:

Fast Food wandert, ohne erlegt werden zu müssen, schnell und billig direkt in die gierigen Fettzellen.

Fett macht dick, krank und lähmt den Strom unserer Gedanken. Unsere Mahlzeiten schwimmen im Fett:

142 Gramm nehmen wir täglich zu uns, obwohl wir nicht einmal die Hälfte brauchen. Sie stecken nicht nur in Wurst und Schokolade, sondern auch versteckt in öligen Thunfischkonserven und üppigen Salatsaucen. Überschüssiges Fett nis-

tet sich in den Fettzellen ein und bläht sie um das Zweihundertfache auf.

Use it or loose it - gebrauch es oder verlier es, lautet ein Naturgesetz des Körpers. Und darum schwindet zwischen Bürostuhl, Autositz und Fernsehsessel die Muskulatur dahin - das Einzige im Körper, was Fett vernichtet.

Wunderpillen helfen nicht. Fett vermeiden hilft nichts, lernen Sie, es zu verbrennen. Machen Sie es wie Joschka Fischer. Er lief seinen 32 Kilo Übergewicht einfach davon.

Emotionaler Stress

Jetzt bekommt auch der geplagte Kopfarbeiter sein Fett ab. Kein Übergewicht, kein Diabetes mellitus, aber: Unbewältigte Aktenberge, ständig klingelt das Telefon und die Zeit drängt. Nervenbelastende Geschäftsessen, Millionenaufträge im Spiel. Mit den ständigen emotionalen Belastungen, den täglichen Stresssituationen werden wir nicht mehr fertig, weil der Stressreiz, der auf uns eintrifft, nicht mehr beantwortet wird.

Selbst die Zeit, in der sich der Mensch erholen soll vom Stress, sprich im Urlaub, packt er voll mit Aktivitäten. Viele von uns müssen wieder lernen, sich zu entspannen - nichts zu tun.

Früher war das einfach. Gefahr, z.B. in Form eines Säbelzahntigers, drohte. Die Nebennieren des Steinzeitmenschen feuerten aus Furcht vor dem Getier in Bruchteilen von Sekunden hohe Mengen von Stresshormonen in den Blutkreislauf, um alle Körperreserven zu mobilisieren. Der Steinzeitmensch rannte um sein Leben. Er übte muskuläre Höchstleistung aus, das Adrenalin verbrannte dabei quasi von selbst.

Nach geglückter Flucht ruhte er sich - vom Adrenalin befreit - aus, strahlte dabei Ruhe auf seine Mitmenschen aus: kein nervöses Händereiben, kein unruhiges Herumstammeln. Das Prinzip der Stresshormonausschüttung kennt nur zwei Reflexe: Angriff oder Flucht. Sitzen bleiben ist in unserem Bauplan nicht vorgesehen.

Wenn das Stresshormon Adrenalin in Bewegung gerät, läuft in unserem Körper alles drunter und drüber. Alle Organe, die wir bei Angriff oder Flucht nicht dringend benötigen, werden von der Blutzufuhr bis auf ein Minimum abgeschnitten. Die Muskeln beanspruchen in diesen Krisensituationen das maximal mögliche Herzminutenvolumen. Die Folge: Die den Muskel versorgenden Gefäße werden erweitert, die Lungengefäße dehnen sich - alle Zeichen stehen auf Sturm. Sogar die Pupille vergrößert sich, um sich in lebensgefährlichen Situationen ein möglichst weites Gesichtsfeld zu verschaffen. Ein Blick - die ganze Lage ist im Griff.

An diesem Bauplan hat sich nichts, aber auch gar nichts verändert. Mit einem einzigen Unterschied. Damals konnte sich am Abend in der Höhle nur der Steinzeitmensch fortpflanzen, dessen Stresshormonsystem gut ausgebildet war. Die anderen schleppte der Säbelzahntiger weg. Sie konnten ihre Erbinformationen nicht an die folgende Generation weitergeben. Fazit: Wir sind die Krönung der Schöpfung, zumindest was die Stresshormonausschüttung angeht.

Doch was tun wir heute mit unserem Adrenalin? Rennen wir weg? Nein, wir regen uns auf und - bleiben sitzen. Die Folgen sind fatal. Adrenalin, das nicht abgebaut wird, zerstört die

Zellwand und macht sie anfällig für lebensgefährliche Fettablagerungen.

Unverarbeitetes Adrenalin zirkuliert permanent im Blutgefäßsystem. Wir geben uns keine Chance mehr, uns davon zu befreien. Der Stressreiz wird nicht mehr beantwortet. Nun wird es gefährlich. Das unverarbeitete Adrenalin füllt unsere hauchdünnen und glatten Endothelzellen, die unsere Arterienwand auskleiden, prallvoll mit Wasser. Dadurch stimmt der Randschluss nicht mehr. Die Zellen müssen an den Rändern nachgeben. Es bilden sich Poren. Die zuvor spiegelnd glatte Oberfläche wird stumpf. Die Gefäßwand wird durch diesen Mechanismus verletzbar, denn in diesen feinen Poren lagert sich sofort unverbranntes Nahrungsfett ab, das sich zu jeder Zeit im Blut befindet. Und Blutfett, das sich einmal abgelagert hat, lässt sich nur schwer wieder ablösen.

Jede unbeantwortete Stresshormonausschüttung schlägt eine weitere Kerbe ins Blutgefäß. Wer seine Stressreize nie adäquat beantwortet, beschleunigt die Verkalkung.

Für den entnervten Kopfarbeiter scheint ein stressfreies Leben also in weite Ferne gerückt. Wie soll er während einer Sitzung seine Muskeln auf Touren und sein Blut in Wallung bringen? Ganz einfach. Machen Sie es wie die Formel-1-Piloten. Entwickeln Sie einen Gegenreflex. Bei Formel-1-Rennfahrern werden Pulsspitzen von 200 bis zu 220 Schläge pro Minute gemessen. Bei diesem Pulsschlag wird permanent Adrenalin, permanent Stress ausgeschüttet. Michael Schuhmacher sitzt im Cockpit, wie Sie im Büro. Auch er hat keine Möglichkeit, sein Adrenalin zu verarbeiten. Doch Formel-1-Piloten haben mithilfe von kombinierten Muskel- und Entspannungstechniken einen Gegenreflex entwickelt, um dem Stress Herr zu werden. Ohne diesen Gegenreflex würden Autorennfahrer während eines Rennens um Jahre altern.

Bluthochdruck (Hypertonus)

Hoher Blutdruck hat sich epidemisch über die ganze Welt ausgebreitet, ist akzeptiertes Leid geworden, das jeder mit jedem teilt. Die Auslöser sind Übergewicht und Bewegungsmangel. Die Folgen: Gefäßverkalkung. Das Resultat: Herzinfarkt und Schlaganfall. Die »Droh«-Medizin erlaubt Ihnen einen Blutdruck von 140/90 mm/Hg. Liegt der Wert darüber, zückt der Arzt den Rezeptblock.

Ein niedriger Blutdruck ist Garant für ein langes Leben. Bei niedrigem Blutdruck herrscht in unseren Blutgefäßen eine gleichmäßige Strömung vor. Der Physiker nennt dies eine *laminare Strömung*. Erhöht sich der Druck, so verwandelt sich die laminare in eine *turbulente Strömung*. Diese Strudel rotieren vornehmlich in der Nähe von Gefäßverzweigungen. Sie verletzen die zarte Gefäßinnenwand, den krankhaften Fettablagerungen ist damit Tür und Tor geöffnet. Ist diese Zellschicht aber intakt, kann es nur schwerlich zu Fettablagerungen an der Gefäßwand kommen.

Auch wenn niedriger Blutdruck als subjektiv unangenehm empfunden wird, so ist er doch ein Garant für ein langes Leben. Gerade Hundertjährige berichten häufig über Schwindel nach dem Aufstehen. Beklagen Sie sich also nicht über zu niedrigen Blutdruck, seien Sie stolz darauf.

Erhöhter Blutzucker (Diabetes mellitus)

Diabetes mellitus bedeutet übersetzt »honigsüßer Durchfluss«. Das sagt alles. Der Altersdiabetes ist das Resultat unseres Wirtschaftswunders, eine reine Zivilisationserscheinung.

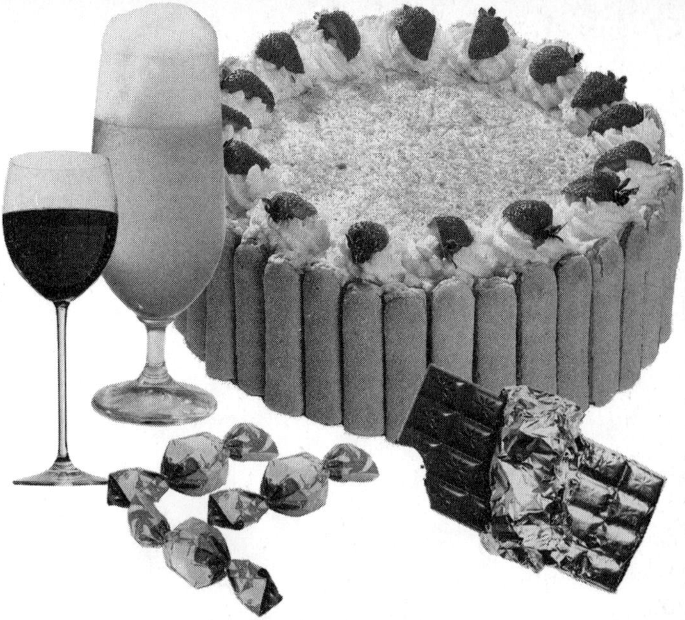

Das süße Leben... Versüßen Sie sich es besser mit einer Portion Glückshormone – erzeugt durchs Laufen und clevere Ernährung!

Die fetten Jahre meinten es gut mit uns. Üppige Torten. Je süßer, desto besser. La dolce vita.

Ein über längere Zeit erhöhter Blutzucker zerstört die feinsten Gefäßbahnen, zum Beispiel am Augenhintergrund, sowie des ganzen Kapillarsystems. Nährstoffe können nicht mehr transportiert werden. Ein erhöhter Blutzucker geht oft einher mit Übergewicht - viel Fett, wenig Muskeln. Das Insulin geht im Fettgewebe baden, der Blutzuckerspiegel steigt.

Erhöhte Harnsäure

Erhöht sich die Harnsäure auf über 5,5 mg/dl, plant sie den fiesen, systematischen Angriff auf unsere Gefäßwand. Die Harnsäure bildet kleine Kristalle, die sie wie ein Sandstrahlgebläse auf die Gefäßinnenhaut abfeuert. Der Beschuss führt zu mikroskopischen Verletzungen der Gefäßinnenhaut, der natürliche Schutzfilm wird zerstört. Der anschließenden Gefäßverkalkung sind Tür und Tor geöffnet. Ganz nebenbei machen Sie die Bekanntschaft von Nierensteinen und Gicht.

Gegen Hypertonus, Diabetes mellitus und erhöhte Harnsäure gibt es eine höchst effektive Behandlungsmethode: *KITA - Kick in the ass*. Der Tritt in den Hintern. Wir bewegen Sie dazu, sich selbst zu bewegen.

Durch das richtige Training können Sie Ihr Wohlbefinden selbst einstellen. Medikamente brauchen Sie dazu keine. Wer beispielsweise ein Kilogramm Gewicht verliert, kann seinen Blutdruck um 3 mm/Hg senken. Wer seine alten Hosen wieder anziehen möchte und sein Körpervolumen verringert, bringt seinen Blutzuckerspiegel wieder zurück in gesunde Grenzen. Diese Therapie ist immer ausreichend.

Natürlich gibt es auch unbeeinflussbare Faktoren: Alter, Geschlecht und Gene. Das Gute daran: Haben Sie alle anderen Risikofaktoren im Griff, können auch diese Ihnen kaum schaden.

Gefäßverkalkung (Arteriosklerose)

»Heutzutage gibt es gar keine alten Leute nicht mehr. Die, die es noch gibt, sind alle von früher«, sagte Karl Valentin. In Kriegszeiten waren fette Braten Mangelware, die Risikofaktoren gering. Unter den heutigen Lebensumständen ist die Wahrscheinlichkeit, dass unser Körper einen Knacks abbekommt, um einiges höher.

Die Arteriosklerose, die schleichende Verkalkung unserer Blutgefäße, nimmt mit dem Alter zu. Bereits bei ägyptischen Mumien wurde Gefäßverkalkung nachgewiesen. Und schon in den Pathologiebüchern der antiken Griechen wird das Krankheitsbild als Atherom beschrieben, mit dem griechischen Wort für Haferschleim. So sieht die Arteriosklerose auch aus: eine weißliche, schleimige Ablagerung an den Gefäßwänden, untrüglicher Vorbote für Herzinfarkt und Schlaganfall.

Diese Kontinuität veranlasste so manchen Wissenschaftler zu der Annahme, dass es sich bei der Arteriosklerose um keine Krankheit, sondern um ein Schicksal der Menschheit handle. Doch betroffen waren meist nur Pharaonen, Könige und Herrscher. Der Rest konnte sich die Krankheit nicht leisten.

Im gesamten Tierreich ist die Arteriosklerose unbekannt. Oder haben Sie mal von einem Gnu mit Herzinfarkt, einer Antilope mit Schlaganfall oder von einem verblödeten Elefanten gehört?

Durch Bewegung und richtige Ernährung lässt sich dieser Prozess stoppen, ja sogar rückgängig machen. Weit geöffnete Blutgefäße bestimmen unsere geistige und körperliche Leistungsfähigkeit, und letztlich das Lebensalter, das wir erreichen.

Geschlecht

Für Frauen im gebärfähigen Alter ist Arteriosklerose ein nahezu unbekanntes Phänomen. Männer hingegen schlagen sich nicht selten schon in jugendlichen Jahren mit Gefäßverkalkungen bis hin zum Herzinfarkt herum. Das weibliche Geschlechtshormon übt eine schützende Funktion auf die Gefäßwand aus. Lässt die Produktion der Östrogene nach, steigt auch das Risiko beim weiblichen Geschlecht an. Das männliche Geschlechtshormon Testosteron hat leider keine schützende Funktion auf die Gefäßwand.

Genetische Disposition

Ein Risikofaktor liegt in den Genen. Er lässt sich nicht vermeiden oder vernichten. Dieser Blutparameter trägt den schaurigen Namen *Lipoprotein-Alpha 1*. Hierbei handelt es sich um eine Unterfraktion des Blutfetts, welches von allen Menschen im Körper in Spuren selbst erzeugt wird. Dieses

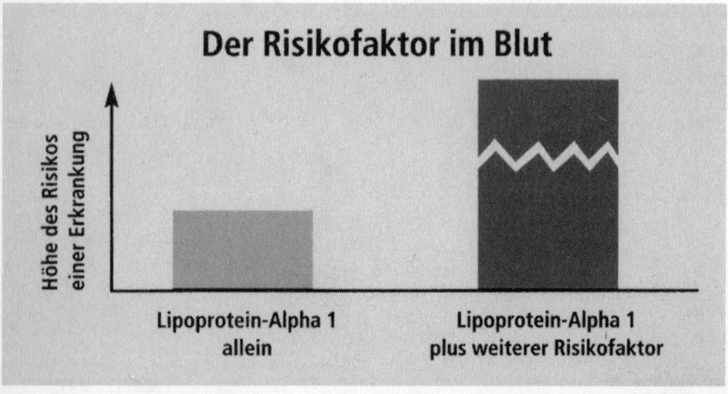

Lipoprotein haftet sich mit Vorliebe an die Gefäßwand. Die Folgen kennen Sie: Haferschleim.

Jeder Fünfte von uns ist betroffen und kann nichts dagegen machen. Fast nichts. In den meisten Untersuchungen wird der Gen-Faktor im Blut nicht einmal gemessen. Für uns aber gilt: Gefahr erkannt, Gefahr gebannt.

Leisten Sie sich nämlich einen weiteren, vermeidbaren Risikofaktor, eine 90-Stunden-Woche, hohen Blutdruck, Bewegungsmangel, Übergewicht oder die Ausgleichszigarette, so potenziert sich die Gefahr für Erkrankungen um ein Vielfaches. Eins plus eins ist in diesem Fall nicht gleich zwei, sondern gleich fünf.

Wer zu den Risikogruppen gehört, sollte darauf achten, nicht noch einen zusätzlichen Faktor hinzukommen zu lassen. Dann kann auch er ohne Probleme gesund alt werden!

Nur 30 % unserer Lebenszeit ist in unseren Genen festgelegt. Die übrigen 70 % sind durch unsere Lebensweise bestimmt. Über Glück, Fitness und Kreativität entscheiden Sie selbst. Resignation zählt nicht mehr.

Diese Risikofaktoren verlieren für uns bald ihren Schrecken. Auf dem Weg zu Gesundheit, Leistungseuphorie und Kreativität bis ins hohe Alter gibt es nur einen Feind, den es zu bekämpfen gilt.

→ Der Feind heißt Fett.

3

Der Feind heißt Fett

Fett an und für sich meint es gar nicht böse. Es ist ein ganz neutraler Nahrungsstoff mit hoher Energiedichte.

Doch wir machen das Fett brandgefährlich. Der Schreibtischhengst verbrennt kein Fett mehr. Tage im Büro ohne Bewegung? Fett lagert sich mühelos ein. Die Folgen sind verheerend, denn Fett stört nicht nur kosmetisch. Fett macht dick, krank und klebrige Gedanken. Es ist der Krankmacher schlechthin. Fett ist der Wegbereiter für Herzinfarkt, Schlaganfall, Krebs und Arteriosklerose. Doch auch unsere Software, unsere intellektuelle Leistungsfähigkeit, unsere geistige Spritzigkeit wird durch Fettablagerungen gebremst.

Wenn Sie aber die Schlacht gegen das Fett gewinnen, dann gehört die Angst vor einem frühen Aus auf dieser Welt bald der Vergangenheit an. Bei einem Cholesterinspiegel von unter 130 mg/dl (laut PROCAM-Studie der Universität Münster) beispielsweise ist ein Herzinfarkt so gut wie ausgeschlossen. Nicht nur das. Sie leisten das Dreifache, sprudeln über vor genialen Einfällen, und das, ohne zum Asketen zu werden.

Stattdessen kämpfen Ärzte den aussichtslosen Kampf gegen die Folgen von unverbranntem Fett im Körper, konstruieren Bypässe und befreien Hals- und Bauchschlagadern von verkalkten Fettablagerungen.

Das Fett hätte längst seine Gefährlichkeit verloren, würden nicht alle Kopfarbeiter an Bewegungsmangel leiden oder sich zumindest richtig bewegen. Die Bergbäuerin verbrennt ihr Nahrungsfett. Der Waldarbeiter verbrennt sein Nahrungsfett. Doch der Kopfarbeiter lagert Fett ein, sammelt Fettinseln wie Briefmarken. Platz dafür gibt es genug. Unser Körper stellt uns drei Müllhalden bereit:

Fettspeicher Hüfte

Erste Deponie für Fettablagerungen aller Art ist der mittlere Ring, das Hüftgold, die Love-Handles. Auf dieses Energiekonto können wir unbegrenzt Kalorien einzahlen, die Ausbaufähigkeit ist unerschöpflich. Unverbranntes Nahrungsfett und überschüssige Kohlenhydrate werden auf der hohen Kante angelegt, die Fettpolster sind beträchtlich. Schwerer wird es schon, das Angesparte wieder abzuheben. Übergewicht begünstigt hohen Blutdruck, verursacht Gelenkprobleme und fördert »Alterszucker«. Darum nicht nur geben, sondern auch nehmen!

Fettspeicher Gefäßsystem

Die zweite Müllhalde bedeutet ernsthafte Gefahr. Unser Körper ist von einem Gefäßnetz von vielen tausend Kilometern durchzogen. Nur wenn die Gefäße glatt und weit geöffnet sind, kann ausreichend Blut und Sauerstoff in alle Teile und Organe unseres Körpers strömen. Nur so ist dauerhafte Höchstleistung möglich.

Das Fett-Speichervolumen in den Gefäßen ist gigantisch. Es lagert sich kiloweise ab. Die Crux: Fettablagerungen in den

Gefäßen sind von außen nicht sichtbar und werden lange Zeit nicht bemerkt. Sie basteln im Untergrund an Ihrem vorzeitigen Untergang. Der Abbau erfolgt schleichend. Unverbranntes Nahrungsfett und körpereigenes Cholesterin lagert sich in diesen Gefäßen ab. Der Blutstrom wird eingeengt, immer weniger Blut und Sauerstoff transportiert. Was Körper und Geist an Sauerstoff benötigen, wird ihm nicht mehr angeboten.

In den gefäßchirurgischen Abteilungen deutscher Krankenhäuser werden die Folgen der falschen Lebensweise sichtbar. Allein am Nürnberger Klinikum werden 900 Halsschlagadern und 400 Bauchschlagadern jährlich von Fett befreit, um den Durchfluss wieder einigermaßen zu garantieren.

Doch der Eingriff hat einen Schönheitsfehler. Das Fett lässt sich nur von großen Blutgefäßen herausschälen, bis zu den kleinsten Arterien kann kein Chirurg vordringen. So ganz taufrisch und unverbraucht präsentiert sich dort die Gefäßwand aber auch nicht mehr. Am Ende steht der Infarkt, der jedes Organ treffen kann.

Herzinfarkt und Schlaganfall sind Todesursache Nummer eins in allen Ländern Europas. Allein in Deutschland werden 500 000 Herzinfarkte jährlich registriert. Mehr als 120 000 Menschen überleben ihn nicht.

Der Herzinfarkt fällt aber nicht vom Himmel. Er bedarf kontinuierlicher Vorarbeit. Mit der richtigen Routine im Leben kommt es nicht so weit. In den USA wurde durch gezielte Aufklärungsarbeit die Herzinfarktrate halbiert. In Europa sind die Zahlen unverändert hoch oder sogar noch angestiegen.

Das Gegengift ist schlicht, einfach und natürlich. Seine Gefäße kann man aktiv schützen durch:

- Ein tägliches und vor allem richtiges, d.h. leichtes Training
- Senkung des Cholesterins in der Nahrung
- Nikotinabstinenz
- Antioxidantien und Vitamine
- Bestimmte Aminosäuren (Arginin, Lysin und Threonin)

Die drei Müllhalden des Fettes

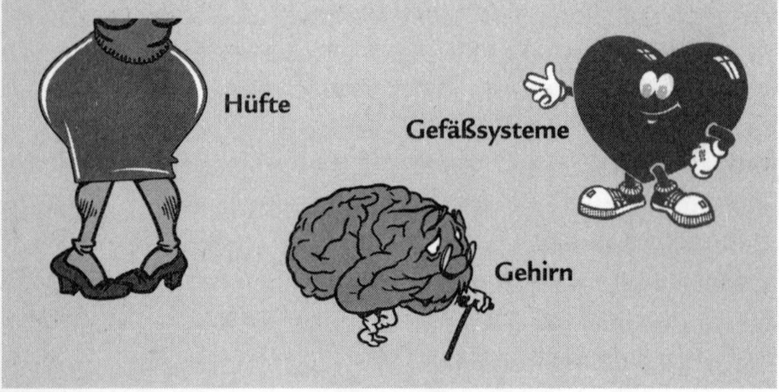

Fettspeicher Gehirn

Noch ein drittes Versteck kennt unser Erzfeind Fett: das Gehirn. 1991 erhielten zwei deutsche Professoren den Nobelpreis für Medizin. Erwin Neher und Bert Sackman haben in Ihrer Arbeit Körperzellen »belauscht« und dabei festgestellt, dass Hirnzellen unmittelbar miteinander kommunizieren.

Kommunikation von Zelle zu Zelle kann nur durch winzige Poren stattfinden, die einen Strom durch so genannte Ionenkanäle ermöglichen. Dieser meist nur billionstel Ampere schwache Strom ist klein aber fein.

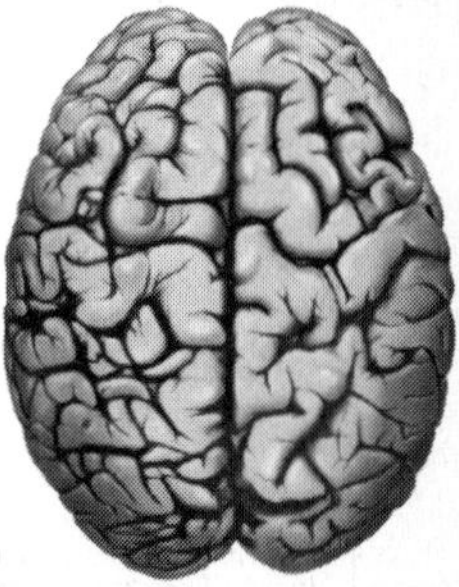

Das Gehirn ist auf diesen Strom zur Datenübertragung angewiesen. Er leitet jede Information, all unser Denken von Zelle zu Zelle. Er garantiert unsere Denkfähigkeit und Denkgeschwindigkeit.

Bei weit geöffneten Ionenkanälchen ist das kein Problem, doch unverbrauchte Nahrungsfette lagern sich liebend gern vor diesen Poren ab und verkleben den Strom, der unsere Gedanken führt.

Konzentrationsmangel, Einfallslosigkeit, verlangsamte Denkprozesse - die Folgen sind eklatant. Stellen Sie sich vor, Sie suchen nach dem Namen Ihres Geschäftspartners. Sie winden sich, Sie stammeln, er will Ihnen partout nicht einfallen.

Ihr Gedankenstrom erstickt in der Butter vom Frühstücksbrot. Er muss sich erst durch die fettigen Ablagerungen quälen, bevor die Informationen die Nachbarzelle erreichen. 95% aller Menschen nutzen 5% Ihres Denkpotenzials.

Oder nehmen wir das Golfspiel. Ein Fünfzigjähriger, der beruflich etwas kürzer treten will, beginnt mit dem Golfspiel. Nie mehr wird er es schaffen, sein Handicap auf einstellige Werte herunterzuspielen. Das Handicap des zwölfjährigen Sohns, der gleichzeitig beginnt, schmilzt dagegen wie die Butter in der Sonne. Beim Vater sitzt die Butter ganz woanders.

Nie wieder Diät

Wenn Fett der Feind ist, dann kommt einem meist eine Lösung in den Sinn: Man macht eine Diät. Doch Diäten allein haben noch nie funktioniert und werden auch nie funktionieren. Wenn man heute ein paar Kalorien einspare - so die falsche Hoffnung - dann bleibt dem Körper wohl nichts anderes übrig, als sich an den überschüssigen Fettreserven zu bedienen. Keine Bange. Das tut er auch, nur nicht an den überschüssigen Stellen. Bevor der Ranzen angezapft wird, geht wertvolle Muskelmasse verloren. Denn der Körper verbrennt bei einer Diät in der ersten Woche nichts anderes als Zucker und Eiweiß, und dabei kein einziges Gramm Fett. Der verbrannte Zucker schwemmt literweise Wasser aus Ihrem Körper. Das lässt den Zeiger auf der Waage dann nicht mehr bis zum Anschlag ausschlagen. Nach drei Tagen Diät haben Sie zwei oder drei Kilo abgenommen. Der Erfolg scheint Ihnen recht zu geben. Doch eine Diät ist gefährlich. Der Körper verzehrt dabei vor allem seine wertvollsten Ressourcen: Muskeleiweiß wird kurzerhand als Energielieferant herangezogen, und das Immunsystem wird geschwächt. Der Leib wird träge, der Geist schwammig. Eine Diät nagt an der gesamten Körpersubstanz. Der Feind Fett bleibt.

Frühestens nach sieben Tagen beginnt der Körper von den Fettpolstern Energie abzuschöpfen. Selbst dann bleibt der Erfolg zweifelhaft. Denn es stellt sich unweigerlich die Frage: Und dann?

Im renommierten Maximilian Medical Center im bayrischen Bad Griesbach wird abspeckwilligen Patienten ein täglicher Eiweißtrunk verabreicht, um sie bei einer Nulldiät vor einem

Jeder kennt den Jojo-Effekt, aber scheinbar wissen nur wenige, wie er funktioniert. Deshalb werden immer noch so viele unsinnige Diäten abgehalten.

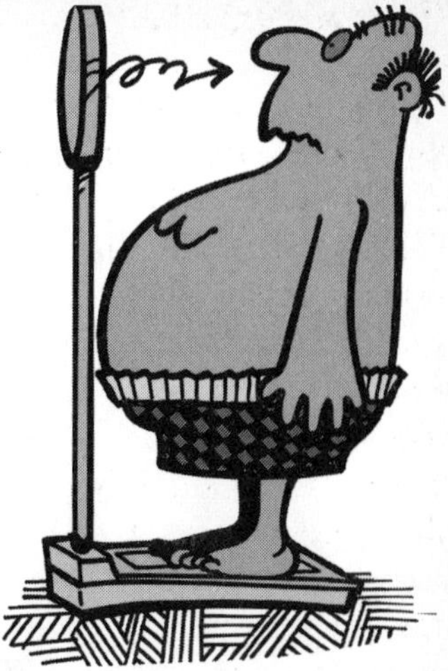

Abbau des Immunsystems zu schützen. Doch selbst unter diesen optimierten Bedingungen werden nur 40% der Kalorien in Form von Fett abgebaut. Darum werden die Patienten in Bad Griesbach zu einem konsequenten, ausgetüftelten Bewegungstraining angeleitet. Nur so kann man den Grundumsatz erhöhen, nur so kann man den gefürchteten Jojo-Effekt umgehen.

Nach einer gewöhnlichen Abmagerungskur, zurück in freier Wildbahn, benötigt der Körper durch die verlorene Muskelmasse natürlich viel weniger Energie, und Sie nehmen bei gleicher Nahrungsmenge viel schneller zu. In Windeseile ist das Ausgangsgewicht erreicht, wenn es nicht gleich um ein paar Kilo überboten wird. Wer glaubt, es reicht schon, den täglichen Kalorienverbrauch zu reduzieren, irrt gewaltig.

Unser genetisches Gedächtnis hat alles, was die Menschheit je erlebt hat, abgespeichert. Bei Hungersnöten oder Völkerwanderungen war bei minimaler Energiezufuhr immer maximale Leistung gefordert. Darauf hat sich unser Körper eingestellt. Wir lernen, bei gleicher Leistung mit weit weniger auszukommen. Kaum verringert man die Nahrungsaufnahme, laufen diese über tausende von Jahren erprobten Energiesparprogramme ab. Unser Körper passt sich an. Er wird sich auch in die Bürolandschaft harmonisch einfügen. Nur: Haben Sie 100000 Jahre Zeit? So lange braucht die Evolution, bis die Natur auf veränderte Einflüsse reagieren kann.

Bei einer Diät beschneiden wir uns bei jeder Mahlzeit. Üppige Desserts lassen wir mit offenem Mund an uns vorüberziehen. Dabei hat uns unser Körper schon längst betrogen. Anstatt an den Fettspeichern zu zehren, lernt er, mit viel weniger Kalorien genauso gut auszukommen.

Es gibt noch einen zweiten Grund, warum eine Diät fast immer scheitert, wenn sie erst einmal vorbei ist: Haben wir unsere Fettzellen leergehungert, spielt uns die Natur den nächsten Streich. Die Anzahl der Fettzellen hat sich nämlich mit dem Ende der Pubertät eingependelt und bleibt fortan konstant.

Es gibt beispielsweise Menschen mit zwei Millionen Fettzellen, und Menschen mit einer Million Fettzellen. Erstere beklagen sich meist über Letztere: Sie nehmen nicht zu, auch wenn sie noch so viel in sich hineinstopfen. Diese Menschen haben eben nur eine Million Fettzellen, und die sind bereits voll. An diesen Fettzellen rauscht eine Leberkässemmel - bildlich gesprochen - einfach vorbei.

Was aber sagen wohl zwei Millionen leergehungerte Fettzellen, wenn die erste Leberkässemmel kommt, die nicht im Diätplan steht? Genau. Die ausgemergelten Fettzellen stürzen sich auf die Semmel. Sofort werden die Fettspeicher wieder bis obenhin voll gefüllt, um dem nächsten Hungerstress vorzubeugen.

Doch selbst wenn sie voll sind, quälen sie weiter mit Hunger. Denn es gibt nicht nur ein Fett-Gedächtnis, das den Urzustand wiederherstellen will, sondern auch ein Eiweiß-Gedächtnis. Dieses Gedächtnis gibt keine Ruhe, bis alles verlorene Eiweiß wieder an seinem Platz ist: in Muskeln, Immunsystem und Bindegewebe. Dann erst lässt die Esssucht nach. Doch die Fettspeicher sind voller denn je. Letztendlich machen uns Diäten daher immer dicker statt dünner. Der Kampf gegen Pfunde und Kilos endet schließlich im Übergewicht.

Formeln für Normal- oder Idealgewicht (Körpergröße minus 100 minus 10%) sind überholt, weil die Zusammensetzung

$$\textbf{Body-Mass-Index (BMI)} = \frac{\textbf{Körpergewicht (kg)}}{\textbf{Körpergröße (m)}^2}$$

Beispiel: Für eine 1,65 m große und 58 kg schwere Frau beträgt der BMI:
58 : (1,65 x 1,65) = 21,3

BMI unter 19: leichtes Untergewicht
BMI 19 bis 25: idealer Bereich
BMI 25 bis 30: leichtes Übergewicht
BMI über 31: starkes Übergewicht

unseres Körpers nicht berücksichtigt wird. Heute wird mit dem *Lean-Body-Mass-Index* (BMI) beurteilt.

Doch weder das Gewicht noch der BMI verraten uns, wie es tatsächlich um uns bestellt ist. Fotomodelle, die ihre Figur durch Hungern beibehalten, bestehen oft nur aus Knochen und Fett. Menschen, die unsere Vorstellung vom Normalgewicht sprengen, können dagegen einen verschwindend geringen Fettanteil aufweisen, weil sie über eine gigantische Muskelmasse verfügen und daher kerngesund sind. Das Problem dabei: Muskel wiegt schwerer als Fett. Gesunde Kinder und Jugendliche haben normalerweise einen niedrigen Körperfettanteil. Bei Ausgewachsenen pirscht sich das Fett zunächst lautlos und unsichtbar an. Tennisstunden werden durch Arbeitsessen abgelöst. Joggingrunden durch Mittagsschläfchen ersetzt.

Die Waage zeigt die Veränderungen im Körper nicht an. Sie erkennt den innerlichen Wandel von Muskelmasse zu Körperfett nicht. Ohne dass sich an Gewicht oder Aussehen vorerst etwas verändert, kann der prozentuale Körperfettanteil exponentiell angestiegen sein und der Fitnesszustand unter alle Würde sinken. Das Äußere ist nicht immer entscheidend, wie »fett« ein Mensch ist. Aufschluss bringt nur die Körperfettmessung.

Das schiere, rote Muskelfleisch verwandelt sich nach und nach in einen marmorierten Muskel. Wir kennen das vom Metzger. Wenn Sie einen Rehschlegel betrachten, so besteht der ausschließlich aus rotem Fleisch. Fettinseln werden Sie keine finden. Betrachten Sie dagegen das Fleisch eines Stalltieres, dann finden Sie viele kleine Fettinseln, die dieses marmorierte Aussehen verursachen. Erst wenn alle Muskeln mit Fett prall gefüllt sind, werden weitere Fettdepots aufgebaut, welche dann als Rettungsring imponieren. In diesem

Stadium wandert dann auch der Zeiger der Waage nach oben.

Gibt es denn nun keine Möglichkeit gegen den größten Feind des Körpers, das Fett, anzukämpfen?

Doch, es gibt sie und sie ist schlicht und einfach genial:

→ Verbrennen Sie Ihr Fett im Muskel!

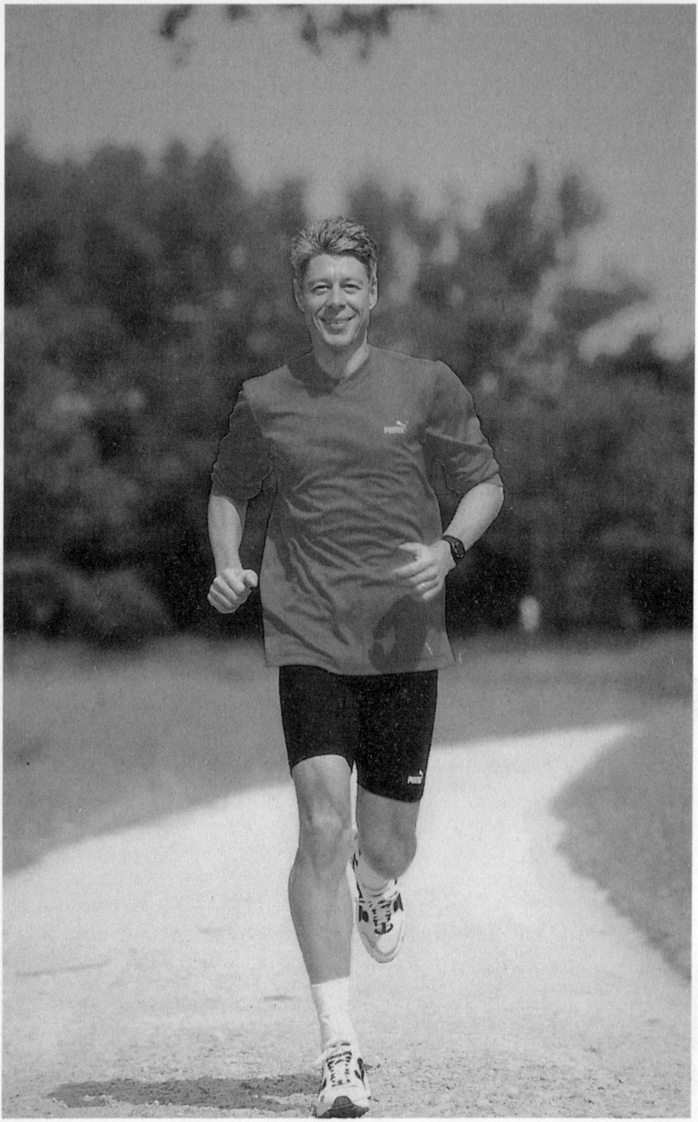

Bewegung

4

»Zu unserer Natur gehört Bewegung.
Die vollkommene Ruhe ist der Tod.«

BLAISE PASCAL

Der Muskel verbrennt das Fett!

Alles in unserem Körper ist für Bewegung konzipiert. Stoffwechsel, Knochenbau, Gelenke - der Steinzeitmensch jagte den ganzen Tag dem Mammut hinterher und kannte eigentlich nur ein Problem: Wie falle ich nicht vom Fleisch?

Kalorien-Jagen ist heute überflüssig geworden. Wir überleben auch so. Alles lacht uns bereits erlegt aus dem Schaufenster und dem Kochtopf an.

Aber wir bewegen uns immer weniger und immer seltener. Fernsehen ist amüsanter, das Internet informativer. Das Training wird für heute gestrichen. Was wir im Übermaß in uns hineinstopfen, brauchen wir nicht mehr - weil wir nichts mehr verbrennen. Was übrig bleibt, kommt auf die Mülldeponie: Gefäßsystem, Gehirn und mittlerer Ring.

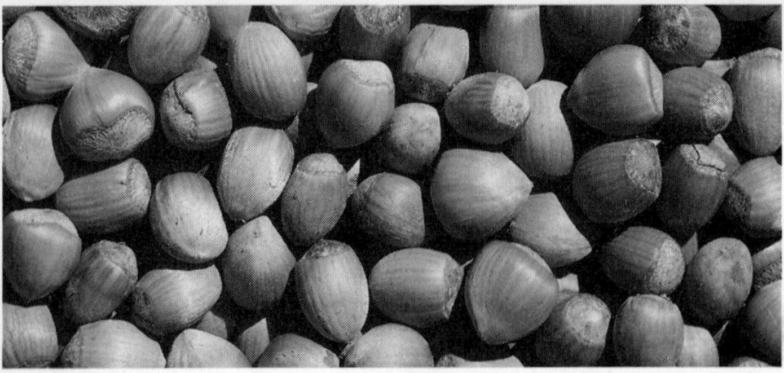

Nüsse enthalten viel Fett, aber das Eichhörnchen ist trotzdem schlank – weil es sich ständig bewegt!

Mit acht Stunden Bewegung am Tag wären viele Krankheiten unbekannt, Kliniken geschlossen, Ärzte arbeitslos und Diät-Päpste arme Schlucker. Renommierte amerikanische und deutsche Professoren und Wissenschaftler behaupten heute: »Durch Bewegung kann fast jede Krankheit verhindert oder geheilt werden.«

Der Beweis ist schwer, weil sich die »Droh«-Medizin nur mit Kranken befasst. Bewegte Menschen leben länger. Das sagt uns unser Common Sense oder das schlechte Gewissen. Der Umkehrschluss ist leicht zu kapieren. Ein unbewegter Mensch ist schneller bewegungsunfähig, leidet öfter und stirbt früh.

Fitte Menschen kraxeln mit siebzig noch auf Berge, mit neunzig noch auf Almen, fahren Ski oder Rad. Die Gefäße sind frei von Verkalkung. Ihr Blut ist dünner, fließt besser. Ihre Lungen gesund, das Herz stark. Sie sind Milliardäre an roten Blutkörperchen, transportieren mehr Sauerstoff und schützen das Immunsystem. Die Gedanken sind frisch, Ideen kommen von selbst. Bewegung treibt die gesamte Lebensqualität in nie geahnte Höhen.

Höchstleistung - das heißt optimale Durchblutung und Sauerstoffdurchflutung aller Organe. Doch wie soll alles fließen, wie wollen Sie kreativ sein, wie wollen Sie Höchstleistung erbringen, wenn der Urvater allen Übels, das Fett, unsere Gefäßwände verkleistert, bis Gedanken und Ideen darin ersticken?

Hier kommt die Lösung: Man meidet nicht nur, man tut auch etwas.

Vergessen Sie Diäten. Fett muss verbrennen. Die Natur liefert den Beweis. Ein Eichhörnchen ernährt sich von mor-

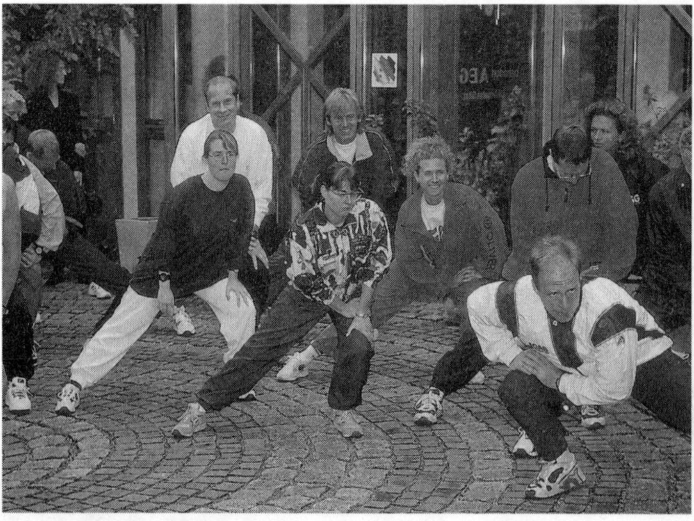

Wenn Sie sich nicht überwinden können, sich allein sportlich zu betätigen, fragen Sie doch einfach Freunde oder Bekannte. So macht Sport noch mehr Spaß!

gens bis abends von Nüssen - das sind stolze 60% Fett. Es bleibt rank und schlank, weil es ununterbrochen die Bäume rauf- und runtersaust. Das Eichhörnchen gibt dem Fett keine Chance - es ist wie eine Maschine, die Tag und Nacht Fett verbrennt.

Fett ist nur an einem Ort gut aufgehoben - im Muskel. Fett verbrennt nicht im Knochen, im Gehirn oder in der Lunge, sondern einzig und allein im Muskel. Der Muskel des Waldarbeiters verbrennt sein Fett. Die Bergbäuerin greift aufs Fett zurück, wenn sie am nächsten Tag um sieben wieder das Tageswerk beginnt.

Der Kopfarbeiter sitzt am Schreibtisch. Seine einzige Muskelarbeit: Er hastet zum Auto, die Treppe rauf und runter und

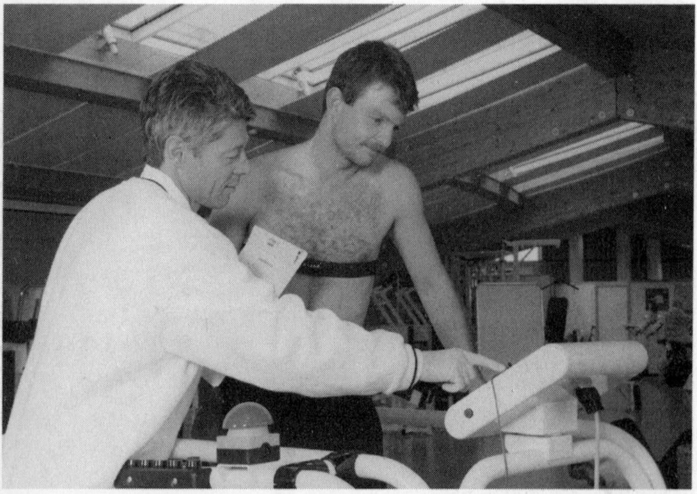

Fitness ist genauso messbar wie das Gewicht oder der Fettwert. Entscheidender Faktor ist die Sauerstoff-Aufnahme-Kapazität des Körpers.

sonntags eine Stunde Tennis. Dafür braucht er kein Fett. Der Kopfarbeiter holt sich seine Energie von den Kohlenhydraten. Vom Müsli, vom Brot, von den Nudeln - kurz: Der Kopfarbeiter vernichtet kein Fett, sondern Zucker. Dabei ist sein Gehirn auf den Zucker angewiesen. Die Folge: Use it, or loose it. »Alles raus, was keine Miete zahlt!«, sagt der Körper und vernichtet die Enzyme, die das Fett killen sollen. Unsere Muskeln könnten gar kein Fett mehr verbrennen, selbst wenn sie wollten. Wir haben verlernt, unser Fett zu verbrennen. 90% unserer Enzyme verbrennen ausschließlich Zucker.

Die gute Nachricht: Sie können die brachliegenden Potenziale wieder aktivieren. Sie können aus Ihrem Körper wieder eine Fettverbrennungsmaschine machen. Wenn Sie sich ganz leicht, im Sauerstoffüberschuss, mit einem Lächeln bewegen, dann bilden sich wieder Millionen von Fett vernichtenden Enzymen.
Was überzeugt den Muskel, damit er wieder Fett verbrennt? Das Beste ist Skilanglauf. 90% der Muskulatur zehrt an den Fettreserven. Doch wer hat schon eine Loipe vor der Haustür? Beim Rad fahren sind es noch 35%. Schwimmen ist gesund. Doch nur 15% der Muskeln werden beim Ungeübten zum Fett vernichten benutzt.

Laufen verändert Ihre Körperchemie

Starten wir mit dem größten Muskel, den wir haben. Mit dem Laufmuskel. Ab 30 Minuten täglich verwandeln Sie 70% Ihrer Muskulatur in fettverheizende Öfen.

Zu Beginn verheizt Ihr Körper mit 30 Minuten leichtem Lauftraining nicht einmal 0,1 Gramm Fett. Das reicht nicht einmal für eine halbe Tafel Schokolade. Doch das ist Nebensache. Es kommt nicht auf die Menge an, die Sie verbrennen.

Laufen verändert Ihre Körperchemie - das will heißen: sind die Enzyme erst einmal gebildet, verbrennen Sie Fett rund um die Uhr. Egal, ob Sie gerade in der Hängematte faulenzen, am Schreibtisch herumlungern oder eine halbe Stunde joggen. Bewegung erzeugt den Schlüsselreiz, der Ihre Fettverbrennungsmaschine wieder in Gang setzt. Die Anzahl der Öfen vervielfacht sich. Die Fettzellen werden löchrig. Mehr Enzyme können andocken und saugen Ihre Fettzellen leer. In nur vier Wochen verheizen Ihre Muskeln schon 5 Gramm, fünfzigmal mehr. Und in zwölf Wochen sind es 25 Gramm - immerhin 250 Kalorien reines Fett. Sie müssen nur Ihre Fettverbrennungsmaschine auf Hochtouren bringen, dann steht einem leistungsfähigen, kreativen und gesunden Leben nichts mehr im Weg.

Kann man Fitness messen?

Fitness kann man messen! Je besser Sie trainiert sind, desto mehr durchflutet Sauerstoff Ihr Gehirn und Ihre Gefäße - desto schneller blitzt der Geist.

Die Sauerstoff-Aufnahme-Kapazität unseres Körpers wird ausgedrückt in:

VO2 = Milliliter pro Kilogramm Körpergewicht

– Ein Wert um 15 schreit nach Intensivstation
– Ein Wert um 70 steht für hervorragende Kondition

Wer dabei auf einen hohen Wert kommt, der hat mit Sicherheit:

- viele Muskeln
- wenig Fett
- viele Mitochondrien, viele Kraftwerke in jeder Körperzelle
- ein größeres Blutvolumen
- mehr Hämoglobin
- ein starkes Herz
- eine gute Lungenfunktion.

Fazit: Nur wer leicht und locker trainiert, tankt auch genug Sauerstoff - der Indikator für körperliche und geistige Fitness. Langstreckenläufer Dieter Baumann verkündete nach seinem Olympiasieg: »Seit ich langsamer trainiere, renne ich schneller.«

Lesen Sie das Kleingedruckte in Ihrer Gebrauchsanweisung. Dass Laufen gesund ist, ist nicht neu. Weil das Fett im Muskel verbrennt, werden eben die Muskeln angestrengt. Der Manager ringt sich eine halbe Stunde zum Laufen ab. Er schindet sich, schenkt sich nichts, verausgabt sich bis zum Letzten, drückt die Stoppuhr. Und? Bestzeit! Jetzt wird er wieder Mensch. Die Zunge zieht sich zurück und der Atem beruhigt sich. Wenn sich der Muskelkater bemerkbar macht, das triumphierende Gefühl: Das hat sich gelohnt.

Grundfalsch! 90% aller keuchenden Kopfarbeiter haben das Kleingedruckte in ihrer eigenen Betriebsanleitung nicht gelesen. Viele Menschen laufen wie sie arbeiten: angestrengt, ehrgeizig und verbissen. Sie lechzen, sie hecheln, sie laufen zu schnell. Doch ein Jogger mit heraushängender Zunge sorgt allenfalls für Erwärmung in der Umgebung. Professor Rost hat das bewiesen. Er fing 50 Hobbyläufer beim Joggen im Kölner Stadtpark ein, entnahm ihnen einen Tropfen Blut aus dem Ohrläppchen.

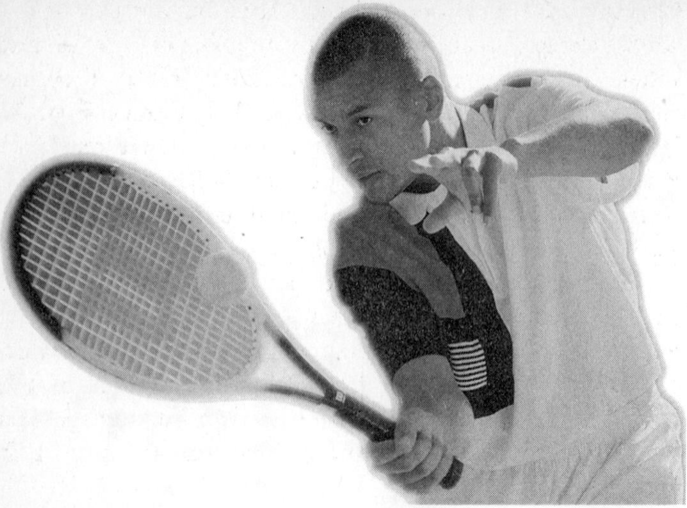

Bei Sportarten wie Tennis oder Squash wird leider vor allem Zucker verbrannt statt gefährliches Fett.

Er untersuchte im Blut die Milchsäure (Laktat) - keiner der 50 Hobbyläufer lag im gesunden Fettverbrennungsbereich. Ein Gesetz der Physiologie besagt: Ist der Laktatwert zu hoch, leidet der Muskel unter Sauerstoffnot. Fettverbrennung wird zur Illusion. Das Ergebnis: Die ganze Schinderei war umsonst. Nicht ein einziger Proband verbrannte auch nur ein Gramm Fett.

Der Grund: Fett verbrennt zwar im Muskel - aber nur, wenn der Muskel genug Sauerstoff ergattert - wenn Sie also aerob, das heißt leicht, locker und fröhlich trainieren. Sobald Sie außer Atem sind, sind Sie im anaeroben Bereich. Sie gehen ein Sauerstoffdefizit ein - der Körper schaltet automatisch von Fett- auf Zuckerverbrennung um. Aerober Bereich = genug Sauerstoff für die Muskeln = gesundes Training.

Ob Tennis, Squash oder Fußball - kurz: bei allen »Stop and go«-Sportarten trainiert der Körper vor allem eins: seine wertvollen Zuckerreserven zu verheizen. Lästiges Fett bleibt unangetastet. Negativer Beigeschmack: Dem Gehirn fehlt der Zucker, der für das Denken reserviert war. Dem körperlichen Einbruch folgt der geistige. Mehr noch: Sinkender Blutzucker ist ein starker Hungerreiz. Unmittelbar nach dem Training erwacht unwiderstehlicher Appetit.

Der Körper reagiert sauer, weil Sie ihn plagen. Weil Sie hecheln, keuchen, sich anstrengen, leiden. In Zahlen: Laktatwerte unter 4 mmol/l signalisieren Sauerstoffüberschuss, nur dort wird Fett verbrannt. Schon leicht erhöhte Milchsäurewerte von 4,3 oder 4,4 mmol/l bedeuten: Fett bleibt kleben, die Gefäße verkalken. Der Körper verbrennt nur noch Kohlenhydrate, sprich Zucker.

Ruhepuls-frequenz/min.	*Trainingsfrequenz*				
Alter in Jahren	*20–39*	*40–49*	*50–59*	*60–70*	*> 70*
unter 50	140	135	130	125	120
50– 59	140	135	130	125	120
60– 69	145	140	135	130	125
70– 79	145	140	135	130	125
80– 89	145	140	135	130	125
90–100	150	145	140	135	130

Orientieren Sie sich am Puls – er sagt garantiert die Wahrheit über Ihre Trainingsintensität.

Die Laufgeschwindigkeit und somit der Puls muss an das Gelände angepasst sein. Geht's bergauf, läuft man einfach etwas langsamer. Laufen Sie leicht, laufen Sie mit einem Lächeln, laufen Sie mit genügend Sauerstoff. Diese halbe Stunde bewirkt, dass sich Fett nicht mehr ablagert, sondern rund um die Uhr verbrannt wird. Durch dieses Training lassen sich sogar vorhandene Ablagerungen rückgängig machen. Das ist bewiesen. Diese halbe Stunde täglich macht uns spürbar und messbar jünger.

Wie weiß man, ob der Sauerstoff reicht?

Selbst Läuferroutiniers tappen in die Sauerstofffalle. Der Grund: Wir haben keine Messuhr eingebaut, die uns verrät, wann wir von Fett- auf Zuckerverbrennung umschalten.

Jahrelang galt als Faustregel: Bewegen Sie sich so, dass Sie noch gut nebenbei sprechen können.

Doch die Methode ist ungenau, denn Sie können eine Sauerstoffschuld eingehen.

Ein klein wenig das Tempo übertrieben, schon katapultieren Sie sich über den gesunden Laktatwert. Sie bewegen sich anaerob und merken es gar nicht. Erst nach langen 15 Minuten wird die Luft knapp, dann war die ganze letzte Viertelstunde für die Katz - kein Gramm Fett wurde hinausgespült. Selbst wenn Sie dann das Tempo reduzieren, brauchen Sie wieder 15 Minuten, bis der erhöhte Milchsäurewert abgebaut ist. Hatten Sie also 30 Minuten Zeit, war dieser Tag auch wieder umsonst.

Orientierung am Puls

Die Atmung als Gradmesser allein ist nicht zuverlässig, orientieren Sie sich am Puls. Das Herz kann keine Sauerstoffschuld eingehen. Läuft man schneller, schlägt es auch schneller. Der Puls verrät uns die richtige Laufintensität.

Tabellen, die den Fettverbrennungspuls feststellen, spiegeln nur Lehrbuchwissen wieder. Jeder Mensch hat einen individuell verschiedenen Fettverbrennungspuls. Außerdem weiß die Tabelle nichts über Ihren Trainingszustand, den Kaffeekonsum, die nächtliche Party oder den Zwist mit dem besten Freund. All das beeinflusst unseren Puls.

Die beste Methode: »Eichen« Sie sich selbst. Schnallen Sie sich eine Pulsuhr um. Laufen Sie zehn Minuten auf ebenem Gelände. Atmen Sie immer drei Schritte lang ein, drei Schritte aus. Drei ein, drei aus.

Im Dreierrhythmus belastet man sich richtig. Nach zehn Minuten lesen Sie den Wert auf der Pulsuhr ab. Das ist der richtige Wert für den heutigen Tag. Den gilt es zu halten.

Kommt nur eine zweiprozentige Steigung, schon schnellt der Puls um zehn Schläge in die Höhe. Für uns heißt das: Tempo reduzieren, bis der Puls wieder zum Ausgangspunkt zurückgegangen ist. Bei abschüssigem Gelände können wir wieder Gas geben, um den Idealwert zu erreichen.

Neu und noch besser: Die neue Generation der Pulsmesser ermittelt über ein neues Verfahren jeden Tag erneut Ihren heutigen, individuellen Trainingspuls. Eine Kontaktadresse für Pulsmesser finden Sie am Ende des Buches.

Ihr optimaler Pulswert ändert sich in den ersten Wochen rasch: Jeder Tag macht Sie fitter. Nach ein paar Wochen stellt sich ein »steady state« ein, eine Pulsfrequenz, die Ihr persönlicher Belastungspuls sein wird. Die neueste Generation der Pulscomputer kann sogar nicht nur Ihren Puls messen, sondern auch Ihnen Ihren individuellen Trainingspuls vorgeben.

Laufen verbrennt Ihr Blutfett

Bei einem hohen Cholesterinspiegel werden Fettmoleküle an der Gefäßwand abgelagert. Senken Sie jedoch Ihr abgelagertes Cholesterin und es wird im Muskel auf Nimmerwiedersehen verbrannt. Nur durch richtiges Training im Sauerstoffüberschuss bilden Sie wertvolle Fettverbrennungsenzyme, die rund um die Uhr mit Ihrem Cholesterin endgültig aufräumen. Die frohe Botschaft: Selbst abgelagerte Nahrungsfette werden wieder von Hüfte und Gefäßwand abgewaschen. Nebenbei werden über Umwege auch Blutzucker und Harnsäure in gesunde Bereiche getrimmt.

Wollen Sie ein Erfolgserlebnis? Dann messen Sie Ihre Blutwerte, bevor Sie mit dem Training beginnen. Sechs Wochen später werden Sie überrascht sein, wie schnell und effektiv Drohwerte gesenkt werden.

Pülverchen und Tabletten sind auch kein Allheilmittel für optimale Sauerstoffversorgung. Laufen ist die einzige Wunderpille, die ewig wirkt - und dazu nichts kostet. Auf den folgenden Seiten sind zehn überzeugende Gründe aufgeführt, warum Sie noch heute beginnen sollten.

1. Laufen macht heller, spritziger, klüger

Das Gehirn gewinnt nur aus dem Zucker Energie. Der unbewegte Kopfarbeiter ernährt auch noch seinen Muskel vom Zucker. Der Blutzuckerspiegel sinkt - das Gehirn leidet. Wir werden müde, fahrig und unkonzentriert. Wir müssen ständig Zucker nachtanken. In einer Geschäftsbesprechung macht das ein schlechtes Bild.

Die Umstellung der Körperchemie auf Fettverbrennung hat für den Kopfarbeiter einen entscheidenden Vorteil: Er hat jetzt mehr Zucker für das Gehirn übrig. Das Blutzuckerprofil bleibt konstant. Wir können uns konzentrieren, so lange wir wollen.

Neueste Erkenntnis: Bewegung im richtigen Pulsbereich verbessert die Hirnleistung. Drei Gruppen älterer Menschen waren die Probanden. Die erste Gruppe war lediglich die Kontrollgruppe. Die zweite Gruppe absolvierte ein tägliches Gedächtnistraining. Die dritte Gruppe ging viermal pro Woche eine gute Stunde stramm spazieren. Bei der ersten Gruppe ohne Training nahm die Gedächtnisleistung innerhalb eines Jahres um 4% ab. Bei der zweiten Gruppe konnte eine Gedächtnisverbesserung um 20% verzeichnet werden. Die dritte Gruppe konnte allein durch die Bewegung die Gedächtnisleistung um 40% steigern. Heute wissen wir, dass das richtige Training die Vernetzung der Hirnzellen entscheidend beeinflusst.

2. Sauerstoff mal zehn

Wer sich täglich im richtigen Pulsbereich bewegt, überflutet seinen Körper mit zehnmal mehr Sauerstoff. Eine Sensation für den gestressten Körper. Er ist anderes gewohnt. Die Medizin sucht schon lange nach Methoden, um die Sauerstoffversorgung zu verbessern. Tabletten für eine verbesserte Sauerstoffaufnahme sind die meistverordneten Medikamente der Welt. Das einzige Mittel, das in den USA von der Federal Drug Administration zugelassen, also das nachweisbar beste Mittel ist, verbessert die Sauerstoffversorgung gerade mal um 5%.

Auch Sauerstoffmehrschritttherapien, bei denen Patienten ein O_2-Luftgemisch inhalieren, steigern die Aufnahme von Sauerstoff nur um 25%. Mit leichtem Training können Sie Ihren Körper nicht um 5% (mit Tabletten), nicht um 25% (Sauerstoffmehrschritttherapie), sondern um sagenhafte 1000% verbessern.

Das Gehirn muss erst wieder lernen, das Angebot zu verarbeiten. Deshalb kommt es nach den ersten Trainingseinheiten häufig zu Müdigkeitserscheinungen. Innerhalb kurzer Zeit schaltet es dann aber von Sparflamme wieder auf Normalbetrieb.

Auch der Körper verändert sich. Durch die regelmäßige Sauerstoffdusche verwandelt er sich förmlich in einen Zwölfzylinder.

3. Sechsmal mehr Kraftwerke

Wird der Körper durch unsere Art des Leichttrainings zur vermehrten Sauerstoffverarbeitung »gezwungen«, vermehren sich die lebenswichtigen Mitochondrien.

Dies sind winzig kleine Kraftwerke, unverzichtbarer Bestandteil jeder Körperzelle. In diesen Organzellen wird Energie gemacht, hieraus beziehen wir unsere Kraft und maximale Leistungsfähigkeit.

Nach einem halben Jahr Bewegung finden wir in jeder Körperzelle mehr Mitochondrien, mehr kleine Kraftwerke, die Ihre Leistungsfähigkeit vorantreiben. Nehmen wir Ihren Ruhepuls. Sind Sie unbewegt, schlägt Ihr Herz zwischen siebzig- und hundertmal pro Minute. So verrichten Sie schon im Bett liegend Schwerstarbeit. Wie sollen Sie da in freier Wildbahn Ihre Leistungsfähigkeit noch steigern? Auch ein Citroën 2CV schafft nicht jede Bergstraße.

Ganz anders der Zwölfzylinder. Der Radfahrer Miguel Indurain schläft mit einem Puls von 28 Schlägen. Mit 70 Schlägen pro Minute fährt er sich schon auf dem Rad warm. Wenn wir mit 170 Schlägen an unsere Grenzen stoßen, dann dreht Indurain erst richtig auf. Auch wenn Sie kein Indurain werden wollen: Ein trainiertes Herz verfügt über eine ganz andere Bandbreite für die Anforderungen des täglichen Lebens, als das Herz eines sitzenden Menschen.

4. Stresshormone werden abgebaut

Bewegung ist ein probates Mittel, um wenigstens einmal täglich angefallene Stresshormone abzubauen. Ursprünglich war es von der Natur so gedacht, dass der Reiz Stresshormonausschüttung unbedingt von körperlicher Anstrengung - Angriff oder Flucht - beantwortet wurde. Fehlt die Bewegung, kommt es zu den bekannten Schäden im Gefäßsystem.

Durch tägliche Bewegung im Sauerstoffüberschuss verhindern Sie, dass die Stresshormone Kerben ins Blutgefäß schlagen.

5. ACTH flutet an

Bei Training im richtigen Pulsbereich kommt es zu einem messbaren Anstieg des adrenocorticotrophen Hormons (ACTH). Dieses Hormon ist unverzichtbar für den kreativ tätigen Kopfarbeiter. Dieses Hormon ist die einzige uns bekannte Substanz, die in der Lage ist, ranzige Fettablagerungen zwischen den Gehirnzellen wieder abzulösen. Dadurch verbessert und beschleunigt sich unser Strom der Gedanken. In Fachkreisen wurde dieses Hormon daher Kreativitätshormon genannt.

Läufer wissen das. Beim Leichttraining kommen die besten Ideen ganz von selbst. Viele haben sich längst abgewöhnt, am Schreibtisch sitzend, bleistiftkauend ein Problem lösen zu wollen. Die täglichen kleinen Probleme werden lediglich abgespeichert, denn beim nächsten Lauf kommt die Lösung ganz von allein. Die Zeitersparnis ist immens.

Ungläubige Schreibtischsitzer können dies gar nicht nachempfinden. Denn ganz entgegen der landläufigen Meinung verliert man keine Zeit durch das Ausgleichstraining - man gewinnt Zeit. Der Tag wird schon morgens bei erhöhtem ACTH-Spiegel durchdacht und geplant. Wenn man dann hellwach und gut gelaunt ins Büro kommt, hat man den übrigen Schnarchsäcken etwas ganz Entscheidendes voraus: Die schwierigste Arbeit ist schon getan, jetzt werden die einzelnen Aufgaben nur noch in die entsprechenden Bahnen gelenkt.

6. Endorphine steigen an

Jeder von uns kann sein eigenes Rauschgift bilden. In unserem Inneren existieren Rezeptoren, kleine Empfänger für unsere Kokainmoleküle. An die Rezeptoren docken in bestimmten Situationen β-Endorphine an. Diese körpereigenen Hormone euphorisieren uns. Sogar der ehemalige Bewegungsmuffel Joschka Fischer erklärte nach einem längeren Lauf entzückt: »Wie schön, dass man das Betäubungsmittelgesetz auf so einfache und ganz legale Weise umgehen kann.« Die Natur hat uns unser Rauschgift mitgegeben, um außergewöhnliche Situationen besser verkraften zu können.

Afrikaforscher David Livingstone berichtete von einer Situation, in der er von einem Löwen angegriffen, verletzt und fortgezerrt wurde. Er konnte im letzten Augenblick noch gerettet werden. Später berichtete er weder über Schmerzen noch über Todesangst. Er empfand sich als entfernter Betrachter der Situation, in die er scheinbar gar nicht selbst ver-

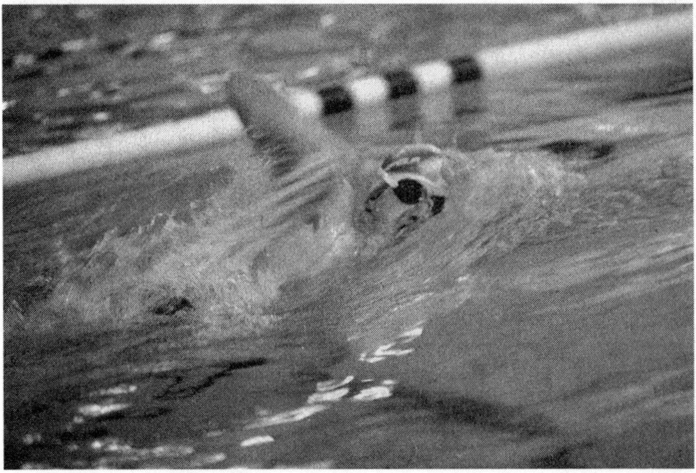

Leistungssport ist nicht gesund, wenn sich der Sportler dauernd im anaeroben Bereich bewegt. Häufige Infektionen und Verletzungen sind die Folge.

wickelt war. Das bewirkten die Endorphine. Auch bei Geburten steigt bei der Mutter während der Presswehen der Pegel dieses Hormons auf ein Maximum an.

Und genau diesen Effekt können wir durch richtige Bewegung hervorrufen. Wenn wir uns etwas länger bewegen, öffnet sich das Kokainkästchen. Falls dann nicht gerade ein Löwe an uns knabbert, also irgendwelche Extremsituationen abgepuffert werden, bewirken diese Botenstoffe einen beispiellosen Glücksrausch. Vielen Läufern ist diese Hormonausschüttung bekannt unter dem Namen »Runner's high«. Wer das einmal erlebt hat, möchte diesen Zustand immer wieder genießen. Therapeutisch wird dieser Umstand eingesetzt, um Depressionen ohne Medikamente zu heilen. Es gibt wirklich kaum eine Krankheit, die man nicht durch Bewegung heilen könnte.

7. Immunzellen werden wirksamer

Wer bei richtigem Puls seine Runden dreht, verbessert sein Immunsystem um über 30%.

Das Immunsystem schützt nicht nur vor Bakterien und Viren, vor Schnupfen und Lungenentzündung, sondern auch vor Krebs. Jeder von uns bekommt viermal täglich Krebs. Viermal täglich entarten Körperzellen, die potenziell gefährlich werden können. Ein gesundes Immunsystem erkennt die Krebszellen und vernichtet sie. Ein miserables Immunsystem erhöht die Wahrscheinlichkeit einer ungehinderten Vermehrung. Anaerobes Training vernichtet das Immunsystem. Viele Leistungssportler haben ihr Immunsystem längst in Grund und Boden trainiert. Bei anaerobem Training werden Freie Radikale gebildet. Sie zerstören Gefäßwände und Immunsystem. Zudem steigt bei intensiver Anstrengung das Langzeitstresshormon Cortisol an. Es wirkt immunsuppressiv und zerstört unsere körpereigenen Schutzschilde.

Übertrainierten Modellathleten ist ein Leben ohne chronische Nebenhöhlenentzündung gänzlich unbekannt. Jeder Virus hat dort leichtes Spiel. Schwimmer-Albatros Michael Groß meinte vor den olympischen Spielen 1988 in Seoul: »Heute gewinnt der die Goldmedaille, der gerade den kleineren Schnupfen hat.«

Der bekannteste Fitnessexperte der USA, Kenneth H. Cooper, musste entdecken: Leistungssportler, die nach dem Grundsatz, »schneller, höher, weiter« anaerob trainierten, erkrankten nach Abschluss der Profikarriere häufig an Krebs.

8. Grundumsatz steigt um 25 % und 9. der Appetit wird reguliert

Die tägliche Bewegung fährt den Stoffwechsel in die Höhe. Eine Diät treibt den Grundumsatz nach unten. Bewegung regt den Energiebedarf an. Der Körper schnappt nach mehr Kalorien - bis zu 25 %. Nicht nur bei Bewegung. Auch am Schreibtisch wird der Körper zum besseren Fettverbrenner.

Wird Fett verbrannt, bleibt der Blutzuckerspiegel konstant. Nach einem längeren Waldlauf kann, ja will man nichts essen. Erst nach einigen Stunden stellt sich Appetit ein. Der Grund: Bei Sauerstoffüberschuss wird das Sättigungsenzym Cholecystokinin ausgeschüttet. Es reguliert den Appetit.

Nach einer Stunde Tennis oder Squash - also bei anaerobem Training, saust der Insulinspiegel dagegen nach unten. Kaum unter der Dusche signalisiert das Gehirn sofort: Zucker nachtanken - ein aufdringliches Hungergefühl.

Würde man nun nur die Kohlenhydrate auffüllen, die man gerade verbrannt hat, wäre das ja gar nicht so schlimm. Die Bilanz wäre ausgeglichen. Aber wer nimmt schon Zucker ohne Fett auf. Nudeln triefen in fettiger Käsesauce, der Salat ertrinkt in Öl. Nach dem Training fühlen Sie sich dann immer schwerer. Sie sind es auch.

10. Laufen erspart den Gefäßchirurgen

Ein Muskel, der im Sauerstoffüberschuss bewegt wird, vermehrt seine Blutgefäße. Im ausdauertrainierten Muskel finden sich mehr und dickere Blutgefäße. Nährstoffe werden optimal transportiert, und der Geist tickt schneller. Selbst wenn das Hauptgefäß verkalkt, verrottet und nicht mehr zu retten ist, sprießen neue Blutgefäße, so genannte Kollateralkreisläufe, um das verstopfte Gefäß herum. Auch der Herzmuskel lässt bei der richtigen Bewegung neue Blutgefäße wachsen. Diesen Umstand macht sich mittlerweile auch der berühmteste Herzspezialist der USA, Dean Ornish, zunutze. Die Bypassoperation in den USA kostet eine Menge Geld (95 000 $), und das haben aufgrund des dortigen Versicherungssystems viele Patienten nicht.

Aber auch diesen Patienten kann geholfen werden. Diese Patienten müssen sich ihren Bypass eben selber machen, und zwar genau nach diesem Prinzip. Der Körper wird maßvoll gefordert, streng im Sauerstoffüberschuss bei kontrolliertem Puls. Begonnen wird mit dem Training schon unmittelbar nach dem Herzinfarkt und zwar sehr dosiert. Am ersten Tag trainieren diese Patienten nur eine Minute, am nächsten Tag zwei, dann drei, bis sie nach einem Monat schon eine halbe Stunde zuwege bringen. Und das müssen Sie dann beibehalten. Der Erfolg lässt nicht auf sich warten. Schon nach sechs Monaten lassen sich in der Coronarangiographie deutlich mehr und deutlich dickere Herzkranzgefäße nachweisen. Um die ehemals einzige verstopfte Herzkranzarterie herum hat sich ein Netzwerk von neuen Blutgefäßen gebildet und versorgt nun das entsprechende Areal des Herzmuskels.

Warum erst bis zum ersten Herzinfarkt warten? Viel klüger ist es doch, das Herz bereits beizeiten so mit Blutgefäßen zu versorgen, dass es nach menschlichem Ermessen nie einen Herzinfarkt erleiden kann. Von Langstreckenläufern weiß man, dass diese Herzen vor Blutgefäßen nur so strotzen. Läufer sterben zwar auch, aber bestimmt nicht an Herzinfarkt oder Schlaganfall.

Laufen in der Praxis

Dr. Thomas Wessinghage gibt in seinen Seminaren Tipps zum richtigen Laufen. Dr. Wessinghage, Jahrgang 1952, nahm zweimal an Olympischen Spielen teil, war dreimaliger Europameister über 1500 und 3000 m, ca. zwanzigmal Deutscher Meister und hält nach wie vor zwei deutsche Rekorde über 1500 und 2000 m. Er weiß, wie man sich richtig bewegt und auf das Laufen vorbereitet.

Acht Fragen – eine Gebrauchsanweisung von Dr. Thomas Wessinghage

1. Wie oft?

Jeden Tag. Viermal pro Woche würde auch schon reichen. Aber: Aus viermal wird dreimal, weil es regnet. Aus dreimal wird keinmal, weil eine Dienstreise ansteht.

Wenn Sie täglich laufen, wird es einfach. Sie entwickeln einen Reflex. Aus dem *Muss* wird ein *Möchte*. Wenn Sie einmal nicht laufen, tippeln Sie wie ein Rennpferd, das auf seinen Start wartet.

2. Wann?

Nach dem Aufstehen. Noch vor dem Frühstück. Da kommt nichts dazwischen und Sie sind noch nüchtern. Der Schlüsselreiz »Bewegung im Sauerstoffüberschuss« wirkt am besten auf die Bildung Fett verbrennender Enzyme, wenn keine Kohlenhydrate im Magen sind. Wenn Sie abends laufen, verheizen Sie zuerst die Reste vom Mittagessen, bevor es erst mit der Fettverbrennung richtig losgeht. Einen Vorteil gibt es jedoch, wenn Sie abends laufen: Sie vernichten die angesammelten Stresshormone. Über Nacht richten sie keine Schäden am Gefäßsystem an. Stresshormone werden übrigens auch bei anaerober Tätigkeit abgebaut. Wenn Sie morgens aerob trainiert haben, können Sie sich abends ein Tennismatch leisten.

Außerdem: Wenn Sie schon früh mit der Sauerstoffdusche beginnen, ist der Tag Ihr Freund. Nutzen Sie die doppelte Sauerstoffversorgung des Hirns, so gute Ideen haben Sie den ganzen Tag nicht mehr.

3. Wie lange?

Mindestens 30 Minuten. Nach 30 Minuten wird der Erfolg messbar. Auch eine Stunde schadet nicht. Sie schaffen keine 15 Minuten? Macht nichts: Dann laufen Sie eine Minute. Das schaffen Sie. Und morgen dann zwei, und übermorgen drei. Nach einem Monat schaffen Sie eine halbe Stunde. Gerade als Untrainierter können Sie schnell enorme Erfolge erzielen.

4. Wie schnell?

Wenn Sie anfangs so laufen, dass Sie sogar die Spaziergänger überholen, dann machen Sie es richtig. Nicht die Geschwindigkeit ist Trumpf, sondern der richtige Puls.

5. Wo?

Am besten auf Waldboden, Wiese und Moos. Mit ausgezeichneten Laufschuhen passiert auch auf Asphalt nichts.

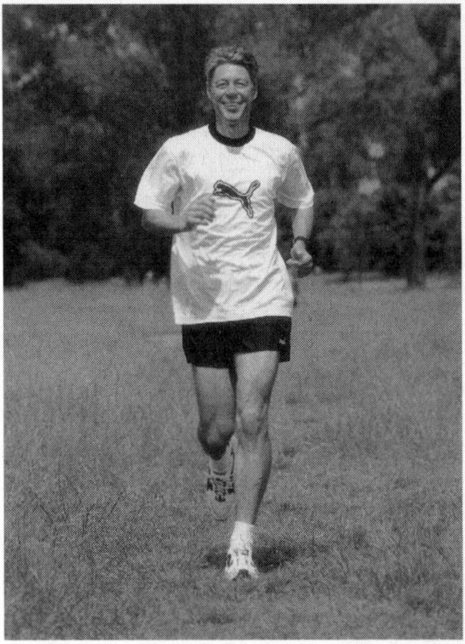

Laufen auf Wiesenboden ist gut für die Gelenke. Wer keinen weichen Boden vor der Tür hat und gezwungen ist, auf Asphalt zu laufen, muss auf die richtigen Schuhe achten.

6. Welche Schuhe?

Es ist egal, mit welchen Schuhen Sie beginnen. Gute Verkäufer wissen, worauf es ankommt. Sollten Sie hartnäckige Knochen- oder Gelenkbeschwerden haben, empfiehlt sich eine Videolaufband-Analyse. Hier kann man in Zeitlupe oft Achsfehlstellungen erkennen, die man bei normaler Beobachtung nicht feststellen könnte. Anatomisch ungerade Achsen können z.B. durch Einlagen korrigiert werden.

Achtung! Kein Schuh ist hundertprozentig richtig. Darum sollten Sie mindestens zwei Paar besitzen und ständig wechseln. Sonst manifestiert sich der Restfehler des Schuhs an Ihren Gelenken.

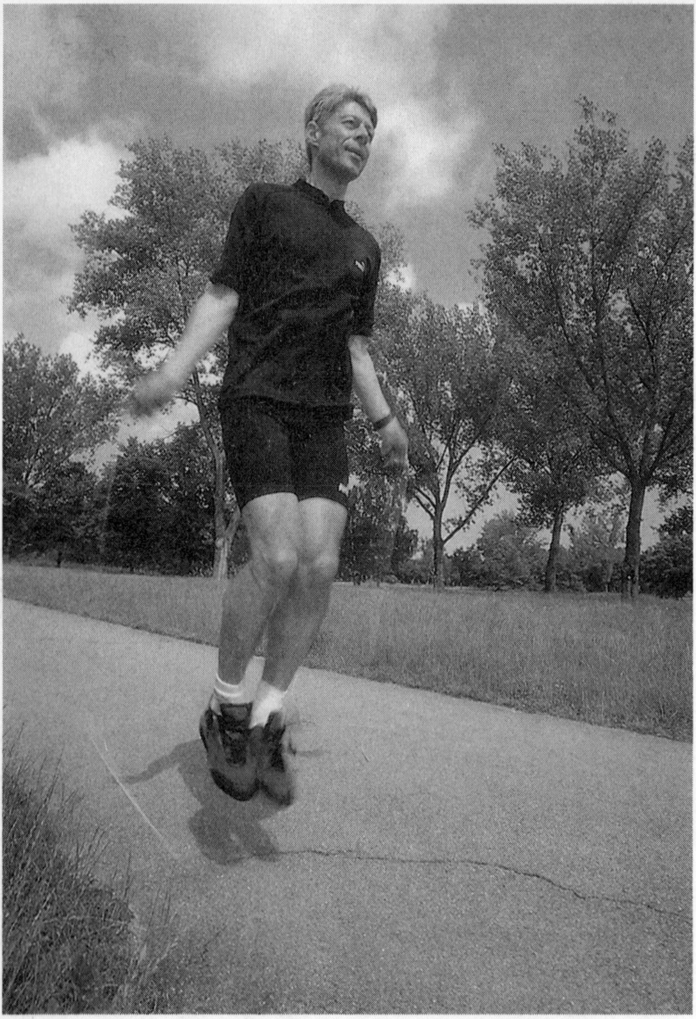

Zum Aufwärmen ist Rope-skipping, das klassische Seilspringen, eine gute Möglichkeit. Wichtig ist, sich gut auf das Laufen vorzubereiten, damit Muskeln und Bänder nicht im kalten Zustand strapaziert werden.

7. Wie?

Sehr erfahrene Läufer (Marathon unter drei Stunden) empfehlen die Vorfuß-Lauftechnik. Sie wissen nicht, wie das geht? Laufen Sie einmal auf der Stelle. Und genauso, wie Sie auf der Stelle laufen, rennen Sie dann vorwärts.

Wichtig! Anfänger, untrainierte und übergewichtige Läufer sollen in jedem Fall zuerst mit der Ferse aufsetzen!

8. Was tun bei Verletzung?

Viele glauben, dass sie wegen eines früheren Bänderrisses nicht mehr laufen können.

Grundfalsch! Gerade bei einem Gelenkfehler ist Laufen wichtig. Es stärkt die gelenkumgreifende Muskulatur und ersetzt den fehlenden Bandapparat. Spezielle krankengymnastische Übungen können den Muskelaufbau beschleunigen. Wenn Sie sich Rat bei einem Orthopäden holen, erkundigen Sie sich zuvor über seine Marathon-Bestzeit. Der bewegte Orthopäde kennt die Lösung Ihrer Probleme am besten.

Die Ausrede: Ich habe keine Zeit

Jeder Mensch hat Zeit, selbst wenn er 90 Stunden pro Woche arbeitet. Wer keine Zeit hat, beweist nur, dass er mit seiner Zeit schlecht umgeht. Jeder Mensch hat pro Tag 24 Stunden, ob Tellerwäscher oder Millionär.

Dos and don'ts auf einen Blick

Don't	*Do*
Boxenstart mit kalten Muskeln	Langsam beginnen, Intensität maßvoll steigern
Hecheln und keuchen beim Laufen	Pulskontrolliert laufen
Mangelnde Dehnübungen	Nach dem Laufen regelmäßiges Stretching bei warmen Muskeln
Unregelmäßiges Laufen	Mindestens viermal pro Woche! Tägliches Training ist aber besser durchzuhalten, da es dann zum normalen Tagesablauf dazugehört wie Zähne putzen und frühstücken
Gehpausen beim Laufen	Gehpausen sind nur beim Anfänger erlaubt. Wer Gehpausen einlegen muss, beweist, dass er zu schnell gestartet ist. Also noch langsamer beginnen!
Zu früh zu lange Distanzen laufen	Trainingsumfang langsam steigern, nur so hat der Bewegungsapparat die Chance, sich an die neue Belastung anzupassen
Schlechte oder alte Laufschuhe	Nicht die alten Tennistreter auspacken. Da werden sich Ihre Gelenke schnell beschweren! Laufschuhe mit bester Dämpfung sind gerade gut genug für Sie

Don't	*Do*
Immer in den gleichen Schuhen laufen	Gönnen Sie sich zwei paar Schuhe von verschiedenen Herstellern
Mit vollem Bauch laufen	Nur das Nüchterntraining setzt den Schlüsselreiz zur Fettverbrennung
»Trocken« laufen	Trinken Sie vor dem Training Wasser, Tee und sogar eine Tasse Kaffee ist erlaubt
Bei Krankheit laufen	Bei Krankheit, besonders bei Fieber, Trainingspause einlegen!

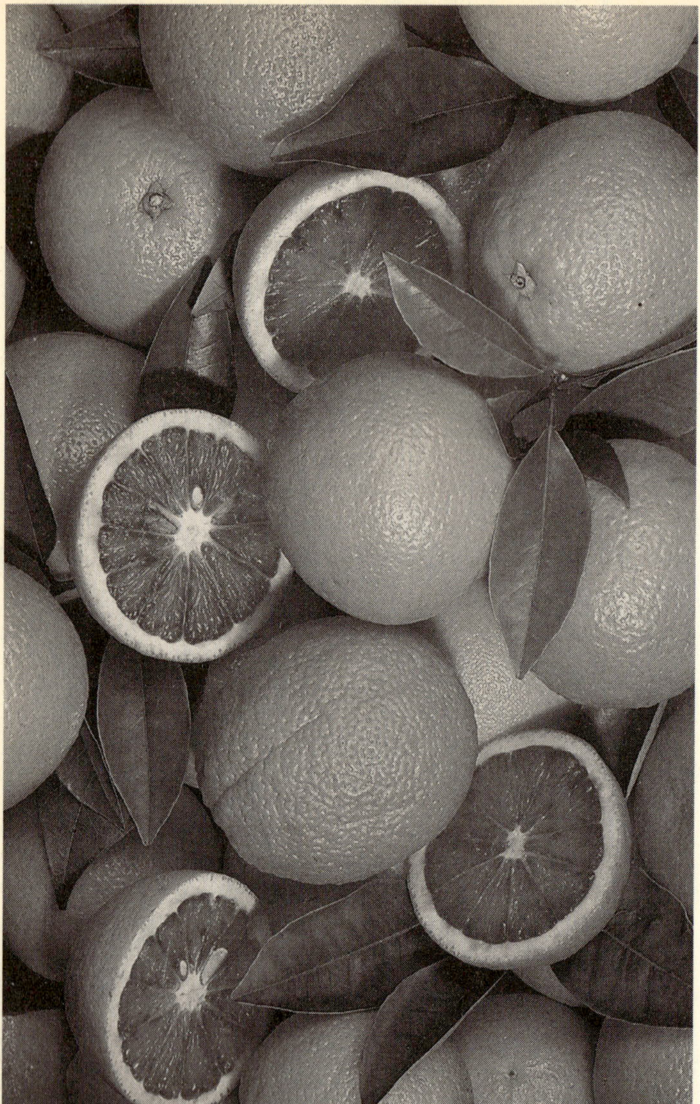

5

Ernährung

Eiweiß

DER STOFF, AUS DEM DAS LEBEN IST

Was essen wir tagein, tagaus? Kohlenhydrate, Eiweiß und Fette. Das wirkt sich aus. Richtige Ernährung beeinflusst unsere innere Klangfarbe, unsere Stimmung, unsere Power und Dynamik. Haben Sie sich jemals gefragt, was wir wirklich brauchen? Wir folgen inneren Gelüsten und stopfen oft wahllos und unkontrolliert ungesundes und sinnloses Essen in uns hinein. Doch steht die Speckjause wirklich auf unserer »inneren Speisekarte«?

Fest steht: Der Mensch besteht aus Eiweiß. Schweinsbraten, Speckjause und Sahneschnitten schmeicheln zwar dem Gaumen, führen uns aber nicht zu unserem Ziel: körperliche und geistige Höchstleistung. Unser Körper besteht aus 22 verschiedenen Eiweißbausteinen, den Aminosäuren. Zieht man das Wasser des Körpers ab, bleibt Eiweiß zurück. Immunsystem, Knochen, Hormone, Muskeln, sogar unser Gedächtnis. Eiweiß ist der Baustein, aus dem das Leben ist. Und damit gleichzeitig unser wertvollster Nahrungsbestandteil.

Kein Wunder, dass unsere Organe nur mit ausreichend Eiweiß optimal funktionieren können. Kein Wunder, dass davon unser Wohlbefinden abhängt. Kein Wunder, dass ein hoher

Eiweißspiegel Leistungsfähigkeit und Kreativität fördert. Kein Wunder, dass Sie mit richtiger Ernährung Körper und Geist regelrecht »tunen« können. »Größere Eiweißmengen wirken stimulierend und erhöhen die Arbeits- und Lebensfreude«, so »unwissenschaftlich« endet ein tausendseitiges Standardwerk über »Biochemie und Physiologie der Ernährung«.

Katalysiert werden diese wertvollen Bausteine des Lebens durch Vitamine, Spurenelemente und Mineralien, wahre Zauberstoffe, die in allen lebendigen Produkten zu finden sind: in frischem Obst und Gemüse, aber auch in Tatar, Carpaccio und Sushi. Was Sie brauchen, finden Sie darin. Der Rest unserer Nahrung ist wertlose Dreingabe, nicht viel mehr als Müllverklappung.

Schneidern Sie sich Ihr Hormonkostüm selbst

Mit der richtigen Ernährung können Sie sich Ihr Hormonkostüm maßschneidern. Über Kraft, Psyche, Ausdauer, mentale Stärke, Kreativität und Leistungsfähigkeit entscheiden Sie selbst durch die geschickte Auswahl ihrer täglichen Nahrung. Die Aminosäure *Phenylalanin* beispielsweise vermag uns optimistisch zu stimmen, verleiht uns Flügel, macht uns kreativ. *Tryptophan* vertreibt wahrlich Kummer und Sorgen. Gute Laune ist an der Tagesordnung. *Lysin* und *Arginin* stimulieren jugendliche Frische und innere Dynamik. Sie halten uns fit und leistungsfähig bis ins hohe Alter.

Auf den folgenden Seiten erfahren Sie, warum Aminosäuren unsere Lebensfreude, Energie und jugendlichen Elan bestimmen, welche Schwerpunkte Sie beim Essen setzen sollten, damit ausreichend Aminosäuren durch Ihren Körper fluten und wie Sie Ihre Leistungsfähigkeit nach oben pushen. Nur wer »Super« tankt, kann auch super Leistungen erwarten.

Phenylalanin

OPTIMISMUS, KREATIVITÄT UND EUPHORIE

Optimismus

Warum ist ausgerechnet der Adler der Herr der Lüfte? Was macht den Tiger zum Herrscher des Dschungels und den Hai zum gefährlichsten Räuber der Weltmeere? Warum nicht der Sperling? Warum nicht die Kuh? Warum nicht der Hering?

Gibt es eine Substanz, die zum Siegen prädestiniert?

Die Antwort heißt Phenylalanin, eine von 25 Aminosäuren. Beim Tiger, beim Adler, beim Hai flutet nach einer Mahlzeit der Eiweißbaustein hochkonzentriert direkt in die Blutbahn. Das verursacht in rasantem Tempo fünf blitzschnelle Stoffwechselschritte, bei denen das entscheidende Hormon Noradrenalin gebildet wird. Die Auswirkungen auf den Menschen sind ebenfalls phänomenal.

Das Hormon Noradrenalin ist zwar ein Stresshormon, in der richtigen Konzentration stimmt es uns aber optimistisch und glücklich - das krasse Gegenteil zum allzu bekannten negativen Stresshormon Adrenalin, das uns permanent anstachelt, das in hoher Konzentration Angst und Unruhe auslöst.

Optimistische Menschen fühlen sich nicht nur besser, es geht ihnen auch alles besser von der Hand. Noch wichtiger ist ein »Nebeneffekt« des Noradrenalins. Unter dem Einfluss von Noradrenalin wachsen den Nervenzellen Ästchen, so genannte Dentriten. Eine »nackte« Gehirnzelle ohne Ästchen ist nichts wert. Kein Anschluss zur »Außenwelt«. Die Dentriten haben nur ein Ziel: Kontakt zur Nachbarzelle. Sie bilden ein Netzwerk von Datenautobahnen. Dadurch jonglieren die Gehirnzellen untereinander schneller und besser mit Informationen.

Die Verzweigungen, nicht die Anzahl der Gehirnzellen, spiegeln unsere Lernfähigkeit und unser Gedächtnis wider. Gehirnzellen vermehren sich nicht. Sie können lediglich absterben. Ein Stamperl Schnaps und flugs gehen tausende Gehirnzellen flöten - unwiderruflich. Ob der Geist etwas schneller tickt, ob der Verstand kristallklar ist, darüber entscheidet die Dichte unseres Netzwerks. Einstein vermachte sein Gehirn der Wissenschaft. Ergebnis: Sein Gehirn glänzte nicht etwa durch ein Mehr an grauen Zellen und Windungen, sondern durch ein größeres Netz an Datenautobahnen.

Kreativität

Wird das Optimismus-Hormon gebildet, steigt gleichzeitig das Kreativitätshormon ACTH (adrenocorticotrophes Hormon). Flutet ACTH im menschlichen Körper in der optimalen Konzentration an, sinken Blutdruck und Puls, wird der Geist kristallklar, bereit für höchste Konzentration und höchste Anforderungen.

Außerdem vermag ACTH zähe Fettablagerungen zwischen den Gehirnzellen wieder abzulösen. Bei hohem ACTH-Spiegel können sich die elektrischen Impulse, die unsere Gedanken befördern, ungehindert durch die Membranfenster von Zelle zu Zelle ausbreiten. Neue wissenschaftliche Erkenntnisse beweisen: Eine einzige eiweißhaltige und fettarme Mahlzeit löst einen »Frischekick« im Gehirn aus. Können Sie das auch von Ihren Mahlzeiten behaupten? Stehen auch Sie hellwach, kreativ und angriffslustig vom Mittagstisch auf? Oder sehnen Sie sich eher nach der nächsten Couch? Unsere Devise: Klares Denken statt klebrigen Gedanken.

Euphorie

Noch ein drittes Hormon wird durch denselben chemischen Prozess aktiviert. Die Rede ist vom Beta-Endorphin, das körpereigene Rauschgift, vergleichbar mit der Wirkung von Kokain.

Die Natur hat uns diesen Schutzmechanismus für lebensbedrohliche Situationen mitgegeben. Das zeigt uns das packende Erlebnis von Afrikaforscher David Livingstone, das Sie auf Seite 66 lesen konnten. Erst 1976 fanden Livingstones Gefühle auch Eingang in die Wissenschaft, als man erstmals die Wirkung der Endorphine untersuchte.

Endorphine werden bei längerem Laufen (ca. nach einer Stunde) oder bei Sprints ausgeschüttet. Der Effekt auf den Menschen ist famos: Wenn die Endorphine ansteigen, fahren die Glücksgefühle mit uns Karussell. Euphorisch, vollgepumpt mit Selbstvertrauen und Durchsetzungskraft begegnen wir den Herausforderungen des Tages.

Tryptophan

WIE DER CHEF ZUM CHEF WIRD

Warum ist der Chef Chef? Die Antwort heißt Serotonin

Verhaltensforscher untersuchten eine Affenhorde im Zoo von San Diego. Der Anführer der Horde bestach nicht durch Aggressivität und Stärke, sondern strahlte Ruhe, Übersicht, Gelassenheit, Autorität, kurz: Souveränität aus. In seinem Blut fand man einen höheren Serotoninspiegel als bei allen anderen.

Daraufhin entfernte man den Chef-Affen aus dem Gehege. Ein neuer trat an seine Stelle. Das Ergebnis: Innerhalb von drei Tagen hatte sich der Serotoninspiegel des ehemaligen

Angestelltenaffen verfünffacht. Es lag die Frage in der Luft: Gibt es tatsächlich ein Chefhormon?

Zur Gegenprobe pumpten die Forscher einen jungen, schwachen Affen voll mit Serotonin. Die Folge: Zurück in der Horde, nahm er die Rolle des Chefs ein, solange bis die Wirkung des Hormons wieder abgeklungen war. Der Beweis war erbracht: Es gibt ein Chefhormon. Die Produktion des Chefhormons lässt sich durch Ernährung steuern. Auch beim Menschen bewirkt das Serotonin Ruhe und Übersicht. Der Grundbaustein für das begehrte Hormon ist die Aminosäure Tryptophan. Der Eiweißbaustein ist in unserer täglichen Nahrung vorhanden, hauptsächlich in Fisch und Fleisch. Tryptophan ist aber überempfindlich und kann u. a. durch einen zu hohen Magensäurespiegel zerstört werden.

Haben Sie schon einmal nach dem Essen Ihren Serotoninspiegel gemessen? Sie werden keinen Unterschied bemerken,

Aminosäuren	*Normbereich (Mikromol/L)*
Methionin	25,00– 33,00
Taurin	54,00– 94,00
Leucin	111,00–149,00
Isoleucin	58,00– 80,00
Valin	207,00–277,00
Lysin	139,00–201,00
Phenylalanin	51,00– 61,00
Histidin	60,00–114,00
Threonin	120,00–188,00
Tryptophan	37,00– 56,00

denn obwohl wir Tryptophan täglich reichlich verzehren, kann es selten in größeren Mengen in Serotonin umgewandelt werden. Der Grund: das Tryptophan konkurriert mit sieben anderen Aminosäuren um die Aufnahme durch das schmale Türchen ins Gehirn. Damit Tryptophan als Sieger vom Platz geht, genügt ein einfacher Trick:

Etwas Obst oder ein kleines Stück Schokolade nach dem Essen hebt den Insulinspiegel. Die sieben konkurrierenden Aminosäuren verschwinden im Muskel, und das Tryptophan kann das Transportsystem ins Gehirn für sich allein nutzen.

Lysin, Arginin

FÜR IMMER JUNG

Der amerikanische Arzt Dr. Rudman wurde vor einigen Jahren über Nacht berühmt. Er injizierte im Rahmen einer Studie älteren Männern regelmäßig »Human-Growth-Hormone« (HGH), das menschliche Wachstumshormon. Die natürliche Produktion des HGH nimmt nach dem zwanzigsten Lebensjahr stetig ab. Mit sechzig ist das Wachstumshormon kaum noch nachweisbar.

Rudmans Patienten wurden regelmäßig nachuntersucht: Nach sechs Monaten war die Haut der Patienten deutlich glatter, die Falten verschwanden, das Fett schmolz, die Muskeln nahmen zu, Arterienverkalkung und Osteoporose waren rückläufig, die inneren Organe wurden wieder größer. Und das alles ohne Training.

Die Wichtigkeit des Wachstumshormons wird auch in der regulären Medizin deutlich. Kinder, die mit einem Defekt an der Hypophyse geboren werden, können keine Wachstumshormone produzieren. Ohne künstliche Zufuhr des Hormons blieben die Kinder immer klein, wären schnell übergewichtig, hätten wenig Muskeln und würden als verschrumpelte Greise mit dreißig sterben.

Aus neuesten Forschungen ist bekannt, dass dieses Hormon als Jungbrunnen fungiert und uns Elan und Fitness bis ins hohe Alter beschert. Dass die Produktion des Wachstumshormons aber mit zunehmendem Alter abnehmen muss, ist ein Trugschluss. Bei einem hohen Wachstumshormonspiegel kann man die Alterungsprozesse aufhalten. Die biologische Uhr lässt sich sogar umdrehen.

Weil das HGH wie kein anderes Hormon die Muskeln auf- und das Fett abbaut, gilt es im Leistungssport als das Dopingmittel schlechthin. Bei der Schwimm-Weltmeisterschaft 1997 in Perth wurden die chinesischen Sportlerinnen gleich bei der Einreise wieder nach Hause geschickt, weil sich im Gepäck Ampullen mit Wachstumshormon befanden.

Das Wachstumshormon kann man auch auf natürliche Weise steigern. Die beiden Aminosäuren Lysin und Arginin sind die limitierenden Bausteine bei der Produktion des körpereigenen Jungbrunnens. Durch clevere Ernährung klettert das Hormon wieder in ungeahnte Höhen. Durch die richtige Ernährung können Sie den Wachstumshormonspiegel bis ins hohe Alter auf einem hohen Level halten.

Schuld an allem Übel – ein Übersetzungsfehler

Welche Schlüsse ziehen wir aus diesen wertvollen Einsichten? Durch die Ernährung können Sie Ihren Hormonhaushalt selbst bestimmen. Allerdings nehmen wir in unserer normalen Nahrung viel zu wenig von den wertvollen Bausteinen auf. Einerseits ist der Eiweißgehalt in unserer Nahrung zu gering, andererseits nehmen wir Eiweiß immer in Verbindung mit Fett auf. Doch so gelangen die Aminosäuren nie schnell und vollständig ins Blut. Schon ein Teelöffelchen Öl lähmt die Peristaltik des Magens für eine halbe Stunde. Dosenthunfisch blockiert die Verdauung sogar über neun Stunden. Essen Sie Eiweiß ohne Fett, sonst gelangen die Aminosäuren nicht vollständig ins Blut!

Aus der klebrigen Fettmasse können die wertvollen Aminosäuren kaum aufgenommen werden. Die Glückshormone Noradrenalin, ACTH, Beta-Endorphin, Serotonin und HGH bilden sich nur, wenn die Zauberstoffe Phenylalanin, Tryptophan, Arginin und Lysin konzentriert in die Blutbahn befördert werden.

Und hier fangen die Missverständnisse an. Seit Jahren wird uns eingeredet, wir äßen zu viel Eiweiß. Das ist schlichtweg falsch. Das Gegenteil ist der Fall. In 100 000 blutchemischen Untersuchungen hatte keiner der Patienten zu viel Eiweiß im Blut. Schuld für diesen Irrtum ist ein Übersetzungsfehler. Lange war bekannt: Proteine machen leistungsfähige Menschen noch leistungsfähiger. Es folgte ein Boom an Eiweißfutter. Die Amerikaner setzten Eiweiß mit Steak gleich. Sportler wurden täglich mit Fleischklötzen gemästet. Doch nach kurzer Zeit waren viele sterbenskrank, litten frühzeitig an Gefäßverkalkung, Harnsteinen und Gicht. Gleich hieß es: »Too much protein is bad.« Richtig hätte es heißen müssen: Zu viel Fleisch ist schlecht.

Wichtigster Eiweißträger sind nicht Fisch oder Fleisch. Der beste Eiweißträger in unserem Kulturkreis ist schlicht und einfach die Linse. Fisch und Fleisch enthalten 20% Eiweiß, aber auch Fett in zum Teil hohen Anteilen. Die Linse dagegen besteht aus 23% Eiweiß und 0,5% Fett. Hat sich schon jemand an der Linse vergiftet? Die Linse steht stellvertretend für Hülsenfrüchte wie

Lebensmittel	*Gramm Eiweiß pro 100 Gramm Lebensmittel*	*Lebensmittel*	*Gramm Eiweiß pro 100 Gramm Lebensmittel*
Fleisch	bis 21	Weizenkeime	84
Fisch	bis 21	Hülsenfrüchte	23–25
Schinken	19	Brot	6–10
Wurst	10–15	Kartoffeln	2
Käse	20–30	Reis	7
Milch	3–4	Teigwaren	13
Quark	12–17	Nüsse	14–26
Ei	13		

Quelle: Peter Konopka, Sporternährung

Hülsenfrüchte werden in unseren Kreisen viel zu wenig verzehrt. Dabei sind sie der beste Eiweißlieferant.

Bohnen und Erbsen, für Körner wie Weizen, Gerste, Hafer, Dinkel und Reis. Für asiatische Völker ist Reis der Haupteiweißlieferant. Fleisch essen viele zu viel, Eiweiß viele zu wenig. Dies beweisen die Blutwerte. Gehören auch Sie zu denjenigen, die viel Cholesterin, aber wenig Eiweiß im Blut haben? Lassen Sie doch einmal Ihren Eiweißspiegel messen! Aus den Blutwerten lässt sich Lebensfreude und Energie eines Menschen ablesen.

Einen tiefen Eiweißspiegel schnell wieder anzuheben, ist gar nicht so einfach, aber jede Mühe wert. Vergleichen können Sie das mit Ihrem Auto: Ein leerer Benzintank braucht einige Liter, bis die Nadel der Tankanzeige wieder ein wenig ausschlägt. Auch beim Menschen dauert es einige Zeit, bis das Eiweiß wieder den Muskel strafft, den Knochen aufbaut, das Immunsystem stärkt, Hämoglobin ansteigen lässt und Sauerstoff in den ganzen Körper transportiert. Von tief-normal (6,2 mg/dl) bis hoch-normal (8,6 mg/dl) trennen uns bis zu 18 Monate regelmäßige Eiweißzufuhr. Wenn Sie beginnen, Eiweiß in reiner Form - ohne Fett - vermehrt aufzunehmen, so werden diese lang ersehnten Bausteine sofort in körpereigene Substanzen umgewandelt. Der Lohn: Ein unglaublicher Anstieg an Lebensfreude, Energie und innerer Dynamik.

Damit die Eiweißbausteine im Blut auch richtig aktiv werden, brauchen wir Hilfsstoffe: Vitamine, Mineralien und Spurenelemente.

Vitamine, Mineralien, Spurenelemente

KATALYSATOREN DES LEBENS

Mit der Natur ist es wie mit einer umsichtigen Hausfrau: Erst wenn alle Zutaten auf der Anrichte liegen, beginnt sie zu kochen. Auch der Körper bildet erst Energie, wenn er über alle Rohstoffe verfügt. Ohne sie passiert gar nichts, und das geht zu Lasten unserer Ausdauer, unserer Kreativität und Lebensfreude.

Biostoffe sind die Katalysatoren des Lebens. Steht etwa *Magnesium*, das »Salz der inneren Ruhe«, *Vitamin C* oder das Mineral *Selen* nicht zur Verfügung, fühlen wir uns krank, unsicher, klagen über Kopfschmerzen. Der Grund: Die Fitmacher steuern unseren komplizierten Stoffwechsel, der unseren Körper zum Sieger macht. Vitamine beispielsweise machen im Stoffwechsel ursprünglich tote Mineralien - wie Mangan oder Kupfer - quicklebendig und damit zu Bausteinen des Lebens. Sie sind die Lieblinge der Natur, werden quasi per Eilboten übers Blut zu unseren rund 70 Billionen Körperzellen verschickt. Zwar sagt die Deutsche Gesellschaft für Ernährung: »Wir haben alle genug Vitamine.« Doch nur, weil wir nicht mehr an Mangelkrankheiten wie Skorbut, Beriberi und Pellagra sterben. Für besondere Leistungsfähigkeit reichen diese Mini-Mengen oft nicht aus.

Treibstoff und Katalysator für den Körper

Die Biostoffe haben heute noch eine ganz andere Funktion: Sie entgiften unseren Körper, fangen zerstörungswütige Freie Radikale ab. Freie Radikale sind energiegeladene Teilchen, die durch Umweltgifte, Smog, Ozon, Zigarettenqualm, Sauerstoffmangel entstehen und den systematischen Angriff auf unsere Zellen starten. Sie sind Mitverursacher von Krebs, Rheuma, Alzheimer, beschleunigen Arteriosklerose und die Faltenbildung der Haut. Mit ihnen sind wir tagein, tagaus ohne es zu merken, konfrontiert. Fakt ist: Der Mensch ist ein Giftmülllager. Das Hamburger Herbstlaub ist beispielsweise so stark mit Blei aus Autoabgasen, Cadmium aus Reifenabrieben, Kupfer und Arsen aus der Luft vergiftet, dass ein Drittel auf die Sondermülldeponie gefahren wird. Wie sehen da wohl unsere Lungen aus? Auf der Giftmüllhalde ist auch das Amalgam aus unseren Zähnen zu finden. Sogar Naturfasern sind durch metallhaltige Farbstoffe hochtoxisch. Ein normales T-Shirt kann bis zu 30% aus reinem Gift bestehen. Diese Giftstoffe nehmen wir zum Teil über die Haut in unseren Körper auf.

Gegen all das bieten die Biostoffe wirksamen Schutz, doch nur, wenn wir den Körper mit Gegengift in rauen Mengen versorgen: mit den Antioxidantien - Vitamin C, Vitamin E und Selen.

Die gute Nachricht: Durch die richtige Ernährung können wir nicht nur die gefährlichen Giftstoffe und Freie Radikale entwaffnen. Es kommt bald zu einem regelrechten Vitalschub. Körperliche Fitness und geistige Frische werden realisierbar. Auf den folgenden Seiten finden Sie die wichtigsten Biostoffe, wie sie Ihnen helfen, Ihre Leistungsfähigkeit und Lebensfreude wieder zurückzugewinnen, wo sie enthalten sind und warum sich hin und wieder der Weg zur Apotheke lohnt.

Magnesium

DAS SALZ DER INNEREN RUHE

Damit die Glückshormone Körper und Geist erfrischen, die Nerven belastbar wie Stahlseile sind und die Zellen optimal mit Sauerstoff verwöhnt werden, bedarf es großer Mengen Magnesium, dem »Salz der inneren Ruhe«. Ob wir stoische Ruhe ausstrahlen, oder unruhig und aufgekratzt unser Umfeld mit schlechter Laune verseuchen, liegt oft am Magnesium. Bei einem Magnesiumspiegel von unter 0,6 mmol/l nützt unser Organismus keine 20% seiner tatsächlichen Leistungsfähigkeit. Wenn Sie spüren, dass der Stress größer wird, gleichen Sie ihn durch die Einnahme von Magnesium aus. Magnesium macht ruhig.

Magnesium macht die Muskeln weich. Das weiß jeder Sportler, der Muskelkrämpfe durch Magnesium verhindert. Doch nicht nur die quergestreifte Skelettmuskulatur verkrampft bei Magnesiummangel. Auch die glatte Gefäßmuskulatur kann sich zusammenziehen. Die Folge: Migräne, Ohrensausen, Hörsturz oder sogar Herzrhythmusstörungen.

Blattgemüse und Obst enthalten das wertvolle Blutsalz. Noch höhere Magnesiumkonzentrationen finden sich dort, wo die Natur neues Leben vorbereitet: in allen Samen, Nüssen und im keimfähigen Getreidekorn. Doch das reicht nicht mehr. Gemahlenes Mehl verliert 80% des Magnesiums, weil der Keimling dabei vom Mehl abgetrennt wird.

Ein weiterer Grund: Kunstdünger und Saurer Regen schwemmen den Lebensstoff aus unseren Böden. Die deutsche Gesellschaft für Ernährung empfiehlt 300 mg Magnesium – und das täglich. So viel wie in einem Kilo Kartoffeln, elf Bananen oder drei Tafeln Schokolade. Halten Sie das einen Monat durch? Hinzu kommt: Damit die 300 mg auch in unserem Blut ankommen, benötigen wir sogar 580 mg Magnesium, sprich das Doppelte, pro Tag. Wer von früh bis spät unter Strom steht, braucht sogar das Fünf- bis Zehnfache.

Tatsache ist: Allein aus der Nahrung genügend Leistungssalz aufzusaugen, ist in Industrieländern ein Ding der Unmöglichkeit. Uns bleibt nur der Weg zur Apotheke. Doch Vorsicht! Nur fünf von fünfzig Produkten halten auch, was sie versprechen.

Unsere Empfehlung:

Täglich zwei Beutel Magnesiumcitrat,
300 mg jeweils nach dem Essen.

(Bezugsquellen finden Sie am Ende des Buches)

MAGNESIUM in unseren Lebensmitteln

Je 100 Gramm enthalten	*Milligramm*
Kürbissamen	510
Mandeln, Cashewnüsse	260
Haselnüsse, Erdnüsse, Walnüsse	130–190
Spinat, Sojaprodukte	80
Bohnen, Erbsen, Linsen	45–65
Meeresfisch, Krabben	26–48
Bananen	18
Rindfleisch, Schweinefleisch, Schinken	17
Kartoffeln, Tomaten	14
Hähnchen	6

FROHZEICHEN

- Fester Zahnschmelz
- Beste Nervenreizübertragung
- Optimierte Hormonproduktion
- Ausgeglichene Stimmungslage
- Ökonomische Herzfunktion
- Funktionierender Kohlenhydrat- und Eiweißstoffwechsel
- Entspannte Muskulatur

DROHZEICHEN

- Kribbeln in Armen und Beinen
- Angst- und Verwirrungszustände
- Depressive Verstimmungen
- Ohrensausen (Tinnitus)
- Zahnverfall
- Störung der Herzfunktion
- Nervosität
- Migräne
- Übelkeit
- Durchfall
- Muskelschwäche

Jod

DER ZÜNDFUNKE

Unseren Wellensittich verwöhnen wir mit Jod-S11-Körnchen. Darum kriegt er keinen Kropf. Und wie steht es um uns selbst? Die Folgen von Jodmangel in Deutschland: 90 000 Operationen an der Schilddrüse jährlich. Der Jod-Durchschnittswert im Blut der Mitteleuropäer liegt bei 70 µg pro Liter, mit Jodsalz kommen Sie gerade mal auf 79 µg. Doch »Normal« heißt für die Weltgesundheitsorganisation (WHO) 150 µg. Noch besser wären 200 µg.

Die Operationen sind so überflüssig wie ein Kropf. Menschen, die schnell frieren, zu Übergewicht neigen und schon dem kleinsten Alltagsstress wenig entgegensetzen können, fehlt oft nichts anderes als Jod. Besser gesagt, das daraus gebildete Schilddrüsenhormon. Jod hält Körper und Geist fit, denn es ist der Treibstoff für unseren Stoffwechselmotor, die Schilddrüse. Das Schilddrüsenhormon Thyroxin dient als Zündfunke für die Fettverbrennung, es besteht aus Jod und der Aminosäure Tyrosin, die in Käse und Milchprodukten enthalten ist. Thyroxin dringt direkt in die Muskelzellen, setzt die Fettverbrennungsöfen in Gang und beschert uns einen hohen Grundumsatz – Kalorien werden besser verbrannt. Bei niedrigem Jodspiegel hingegen lagert sich das Fett hemmungslos an den Gefäßwänden und in den Fettdepots ab.

Unsere Empfehlung:

Jodsalz zum Kochen und Nachsalzen. Mindestens einmal pro Woche mageren Meeresfisch oder Krabben.

JOD in unseren Lebensmitteln

- Meersalz
- Muscheln
- Krabben
- Meeresfisch

FROHZEICHEN

- Bessere Kohlenhydratverwertung und Fettverbrennung
- Gesunde Haut
- Wachstum von Haar und Nägeln
- Guter Cholesterinabbau
- Energieaufbau
- Optimierte Zellfunktionen
- Hilfe bei der Stressbewältigung
- Gewichtskontrolle
- Ökonomische Herztätigkeit
- Gute Konzentrationsfähigkeit
- Vitalität

DROHZEICHEN

- Kropfbildung
- Pulsjagen, Herzklopfen
- Häufige Müdigkeit
- Verwirrtheitszustände
- Übergewicht
- Trockenes, brüchiges Haar
- Leistungsschwäche
- Kältegefühl
- Nervöse Unruhe
- Fehlende Belastbarkeit
- Geistige Trägheit

Zink

FÜR INNERES FEUER

Zink steckt in der Penaten-Creme. Der Grund: Es heilt den wunden Babyhintern, lässt rasch neue, gesunde Haut nachbilden. Das beste Eiweiß nützt Ihnen nichts, wenn Zink fehlt. Zink verwandelt Eiweiß aus der Nahrung in körpereigenes Eiweiß.

Heute leiden viele an Zinkmangel, ohne es zu wissen. Unsere Nahrung enthält kaum noch das wertvolle Mineral. Wie Jod und Selen, haben die Gletscher auch Zink aus dem Boden gespült. Tausende Ernten taten ihr Übriges.

Besonders bei Sportlern ist Zink beliebt. Es ist »Doping« auf natürliche Art. Es baut die Eiweißstrukturen und damit die Muskeln auf. Außerdem bildet Zink zusammen mit Eiweiß das Keimdrüsenhormon Testosteron. Dies regelt nicht nur die männliche Potenz. Testosteron steht für inneres Feuer, Durchsetzungskraft und Entscheidungsvermögen, bei Männern und Frauen. Die Produktion lässt mit zunehmendem Alter nach. Der Grund: falsche Ernährung garniert mit blauem Dunst und Alkohol.

Ein hoher Zinkspiegel in Gesellschaft mit Eiweiß hingegen jubelt Ihren Testosteron-Spiegel in ungeahnte Höhen, verleiht neuen Antrieb, hält Sie länger konzentriert am Schreibtisch und garantiert ein erfülltes Sexualleben bis ins hohe Alter. Kurz: Das Power-Hormon lässt Sie als Sieger vom Platz gehen.

Ähnlich wie beim Eiweiß braucht es auch bei Zink einige Zeit bis die Zinkkonzentration in der Zelle wieder aufgesättigt ist.

Unsere Empfehlung:

Täglich Vollkornprodukte. Hin und wieder Austern oder mageres Fleisch.

ZINK in unseren Lebensmitteln

Je 100 Gramm enthalten	*Milligramm*
Austern	86
Leber	4,0
Eigelb, Hummer	3,4
Muskelfleisch	3,2
Schnecken	1,6
Getreide	1,0

FROHZEICHEN

- Innerer Antrieb
- Potenz und Libido
- Kompetente Immunabwehr
- Feste Fingernägel
- Bessere Stoffwechselleistung

DROHZEICHEN

- Müdigkeit
- Ungenügende Belastbarkeit
- Anfälligkeit gegenüber Infektionen
- Verzögerte Wundheilung
- Potenzstörungen und mangelnde Libido
- Dehnstreifen in der Haut
- Menstruationsstörungen
- Mangel an Haarpigmenten (graues Haar)
- Brüchiges Haar, Haarausfall
- Schwere Wachstumsstörungen
- Ungenügende Ausbildung der Geschlechtsmerkmale
- Bewegungs- und Gehschwierigkeiten
- Depressive Verstimmungen und Angstzustände
- Appetitmangel
- Nachtblindheit
- Hautkrankheiten
- Brüchige Nägel
- Zwergwuchs
- Hautrisse

Vitamin B_1 (Thiamin)

DIE NERVEN-POWER

Sie fühlen ein taubes Kribbeln in Händen und Füßen? Erste Warnzeichen für Thiamin-Mangel. Die Folgen: Nervenschwäche, Schlafstörungen, Konzentrationsmangel, chronische Müdigkeit und depressive Verstimmungen. Unter Thiamin-Mangel werden selbst austrainierte Sportler zu Bremsern.

Dieser Biostoff bildet die Schutzschicht aller Nervenzellen und stärkt die Übertragung von Nervenreizen. Vor allem baut das Vitamin aber die kleinste Einheit der Kohlenhydrate, den Blutzucker (Glukose) ab. Und Glukose ist die einzige Energienahrung, die Gehirn und Nerven akzeptieren. Enthalten ist das Vitamin in allen Vollkornprodukten oder Naturreis. Ideale Nahrungsergänzung sind Weizenkeime, Kleie, Bierhefe oder Melasse. Doch Vorsicht! Thiamin wird durch Gefrieren oder Erhitzen schnell zerstört. Beim Toasten »sterben« rund 30% aller B_1-Moleküle. Auch Tee und Rotwein zerstören das Vitamin.

Unsere Empfehlung:

Täglich ein Esslöffel Sonnenblumenkerne.

VITAMIN B_1 in unseren Lebensmitteln

Je 100 Gramm enthalten	*Milligramm*
Sonnenblumenkerne	1,95
Weizenkeime	1,76
Pistazien	0,74
Buchweizen	0,58
Vollkorngerichte	0,54
Haselnüsse, Linsen	0,43
Naturreis	0,40
Grüne Erbsen	0,28
Leber	0,26
Kartoffeln	0,12

FROHZEICHEN

- Gesunder Appetit
- Ökonomische Herzfunktionen
- Guter Kohlenhydratstoffwechsel
- Geregelte Verdauung
- Gute Magensäureproduktion
- Hervorragende Gedächtnisleistung
- Geistige Frische
- Bessere Zellpower
- Schnelle Wundheilung
- Entspannte Nerven

DROHZEICHEN

- Aggressivität
- Kribbeln in Armen und Beinen
- Depressive Verstimmungen
- Herzrhythmusstörungen
- Konzentrationsmangel
- Verstopfung
- Müdigkeit
- Nervenschwäche
- Schlafstörungen
- Schweratmigkeit

Vitamin B_2 (Riboflavin)

DER ENERGIESPENDER

Wer von früh bis spät durch die Stressmühle gedreht wird, braucht permanent Riboflavin-Moleküle. Ohne das Vitamin B_2 kann der Körper kein Adrenalin verarbeiten. Darum müssen die Moleküle ständig nachgefüttert werden. Passiert das nicht, bleibt das Adrenalin in Ihrem Körper zurück, traktiert Sie ungebändigt und nagt an kostbaren Ressourcen: Es ritzt Ihre Gefäßwand ein. Der Fettablagerung ist Tür und Tor geöffnet.

Vitamin B_2 ist neben dem Schilddrüsenhormon Thyroxin seit jeher der Antriebsmotor für mehr Power im Leben. Kaum in der Körperzelle angelangt, formt es sich zu einem Co-Enzym um, das die Energiegewinnung der Zelle kräftig anheizt. Dies geschieht in allen Körperzellen. Darum etablieren sich die Mangelerscheinungen auch kreuz und quer durch den ganzen Körper - brennende Augen, Hautekzeme, Haarausfall, Konzentrationsmangel und Schwindelgefühl.

Rasch wachsendes grünes Blattgemüse ist besonders reich an Vitamin B_2. Auch Fleisch und Milchprodukte enthalten viel Riboflavin. Ebenso Getreide und Vollkornnudeln. Vitamin B_2 steckt beinahe ausschließlich im Keim, und ist deshalb in Weißmehlprodukten praktisch nicht mehr enthalten. Der Biostoff scheut das Licht. Er entfaltet seine Wirkkraft im geschützten Dunkel von Pflanzen-, Tier- und Menschenzellen. Milch in Glasflaschen ist daher ein wertloser B_2-Lieferant. Im Supermarktregal verlieren diese bis zu 70% der Riboflavin-Moleküle.

Unsere Empfehlung:

Einmal die Woche Leber oder einen fix und fertig gemixten Vitamintrunk aus der Apotheke.

VITAMIN B_2 in unseren Lebensmitteln

Je 100 Gramm enthalten	*Milligramm*
Leber	2,80
Mandeln	0,78
Wildbret	0,45
Pilze	0,42
Lachs	0,37
Käse (mager)	0,34
Vollkorngetreide	0,30
Makrelen	0,28
Samen (Sonnenblumen, Sesam)	0,25
Hering	0,22
Rindfleisch	0,20
Spinat	0,18
Vollmilch	0,16
Ei, 1 Stück	0,15
Joghurt	0,14
Walnüsse	0,13
Sojabohnen	0,11
Bohnen, Erbsen	0,10
Forelle	0,08

FROHZEICHEN

- Vitalität
- Besserer Kohlenhydrat- und Fettstoffwechsel
- Funktionsfähige Schilddrüse
- Optimierte Eiweißverwertung
- Fitness
- Aktive Zellatmung
- Stabile Fingernägel
- Gute Augen und Sehschärfe

DROHZEICHEN

- Entzündete Zunge
- Rissige Mundwinkel
- Konzentrationsmangel
- Schwindelgefühle
- Hautschuppen an Nase, Mund, Stirn und Ohren
- Ölige Haut
- Gesprungene Lippen
- Haarausfall
- Erweiterte Pupillen und Lichtempfindlichkeit

Vitamin B_6 (Pyridoxin)

DIE EIWEISS-FABRIK

Viele Menschen stopfen sich mit Eiweiß voll und leiden dennoch unter Eiweißmangel. Der Grund: Vitamin B_6 fehlt. Ganz von alleine knüpfen sich Aminosäuren nicht zu solch großartigen Proteinbauten wie Bäumen, Elefanten, Haifischen oder dem Menschen zusammen. Der Organismus braucht einen Stoff, der die Eiweiß-Moleküle zerschneidet und anderweitig wieder zusammenbastelt.

In einer gesunden Herzmuskelzelle stecken rund 200 000 Ribosomen. Das sind wahre Eiweißfabriken, die jede halbe Minute ein fertiges Protein zaubern. 70 Billionen Körperzellen produzieren 24 Stunden täglich. Bei jeder Einzelnen wird B_6 gebraucht - sonst geht gar nichts. Ohne diesen Stoff bauen sich Ribosomen in Muskelzellen ab statt auf. Nichts bringt die gewünschte Leistung. Müdigkeit, Schwächegefühl, Schlafstörungen, nervöse Beschwerden, Entzündungen und Immunschwäche können mit einem B_6-Schub behoben werden.

Es ist besonders reich in Fleisch, Fisch, Vollkornprodukten (speziell in Weizen), Gemüse und Nüssen enthalten. Idealer Snack für zwischendurch ist eine Hand voll Sonnenblumenkerne, die alleine schon einen Eiweißschub stimulieren können. Auch B_6-Moleküle sind empfindlich. Sie werden durch Hitze, Licht und langes Lagern zerstört.

Unsere Empfehlung:

Eine Hand voll Sonnenblumenkerne (liefern ebenso B_1) täglich.

VITAMIN B_6 in unseren Lebensmitteln

Je 100 Gramm enthalten	*Milligramm*
Lachs	0,98
Rinderleber	0,90
Sojabohnen	0,86
Sonnenblumenkerne	0,78
Weizenkeime	0,72
Walnüsse und Cashewnüsse	0,68
Linsen	0,60
Hühnerfleisch	0,50
Truthahn	0,46
Bananen	0,34
Schweinefleisch, Ziegenfleisch	0,30
Spinat	0,25
Avocado	0,22
Vollkorngemüse	0,17

FROHZEICHEN

- Gute Eiweiß-, Fett- und Kohlenhydratverwertung
- Ausreichende Magensäureproduktion
- Kräftiger Haarwuchs
- Optimierte Herz-, Muskel- und Kreislauftätigkeit
- Gute Produktion von roten Blutkörperchen
- Starke Nerven und Sehkraft
- Kompetentes Immunsystem
- Balancierter Natrium- und Kaliumhaushalt

DROHZEICHEN

- Immunschwäche
- Kreislaufstörungen
- Muskelschwäche
- Konzentrationsschwäche
- Depressive Verstimmungen, Angstzustände
- Müdigkeit
- Haarausfall
- Arthritis
- Nervosität, Gereiztheit
- Taubheitsgefühl in Armen und Beinen

Vitamin B_{12} (Cobalamin)

Der Verjüngungsstoff

Obwohl wir von diesem Biostoff in unserem Leben kaum soviel brauchen wie eine Linse wiegt, ist Cobalamin für die 70 Billionen Körperzellen unverzichtbar. Ohne B_{12} gibt es kein Zellwachstum und keine Zellteilung. Zellen, die vor Gesundheit strotzen, bedeuten lebhafte Energie und überragende Souveränität.

Der Biostoff wird aber auch für den Abbau von Homocystein zur Aminosäure Methionin gebraucht, die an der Spitze sämtlicher Trillionen Eiweiß-Synthesen steht. Ohne B_{12} kann, ähnlich wie bei B_6-Mangel, kein einziges Zellprotein, kein einziger Lebensstoff hergestellt werden.

Ein Mangel an Vitamin B_{12} zeigt sich an Müdigkeit, Nervenschwäche, Entzündungen, Muskelschwäche oder Blutarmut.

Hergestellt wird Cobalamin praktisch ausschließlich von Bakterien. Darum gibt es B_{12} nur in fermentierten Lebensmitteln, wie etwa Bierhefe und in tierischer Nahrung. Die gute Nachricht für Vegetarier: Bio-Joghurte oder auch Sauerkraut sind ebenfalls Vitamin-B_{12}-Lieferanten.

Unsere Empfehlung:

Einmal pro Woche Leber oder Fisch.

VITAMIN B_{12} in unseren Lebensmitteln

Je 100 Gramm enthalten	*Mikrogramm*
Leber	68,0
Hühnerleber	37,2
Austern	18,2
Hering	13,0
Forelle	7,4
Fleisch	2,4
Hühnchen	0,9
Milch, Joghurt	0,3

FROHZEICHEN

- Ökonomische Muskelarbeit
- Fester Knochenbau
- Ausgezeichnete Fettverwertung
- Geistige Frische
- Belastbares Gehirn und Nervensystem
- Guter Energie- und Eisenstoffwechsel
- Lebensfreude und Optimismus
- Positive Reaktion auf Stress
- Besseres Wachstum und Aufbau roter Blutkörperchen

DROHZEICHEN

- Mundentzündungen
- Taubheitsgefühl in Armen und Beinen
- Ständige Nervosität
- Gehbeschwerden
- Müdigkeit
- Depressionen

Vitamin B_3 (Niacin)

Der Glücksbote

Die Natur hat in der Armee ihrer Nährstoffe einige Substanzen mit einem Turbo ausgestattet. Zucker, Vitamin C, das Schilddrüsenhormon Thyroxin und auch Niacin erreichen schneller ihre Zellen, können rascher ihre Wirkkraft ausüben. Niacin ist der Sprinter unter allen Biostoffen.

Kein anderes Vitamin, außer Vitamin C, löst sich rascher aus dem Nahrungsbrei im Darm, fließt durch das Blut und macht sich im Gewebe stark. Der Grund: Niacin ist der wichtigste Helfer beim Sauerstofftransport und der Energiegewinnung und wirkt ähnlich einem Hormon beim Aufbau von Glücksboten.

Die Natur hat es so eingerichtet, dass wir Menschen wertvolles Niacin aus Eiweiß selbst herstellen können. Aus 60 Milligramm der Aminosäure Tryptophan bastelt die Leber ein Milligramm Niacin. Der Knackpunkt dabei: Tryptophan kommt in der Nahrung zwar vor, kann sich aber gegenüber den übrigen Aminosäuren kaum durchsetzen. Das Gehirn geht leer aus.

Folge: Angstzustände, Verzagtheit, Schlafstörungen, Depressionen.

Enthalten ist Niacin vorwiegend in Fleisch, Fisch, Leber, Eiern, Milch, Gemüse und Vollkornprodukten. Ausgezeichnete niacinreiche Nahrungsergänzung ist Bierhefe. Weil das Vitamin so bedeutungsvoll ist, hat die Natur es praktisch unzerstörbar gegen Hitze, Luft, Licht oder Lagerung gemacht.

Unsere Empfehlung:

Holen Sie sich Bierhefe aus dem Reformhaus!

VITAMIN B_3 in unseren Lebensmitteln

Lebensmittel	*Menge*	*Milligramm*
Bierhefe	100 Gramm	35,6
Erdnüsse	1 Tasse	24,2
Leber	100 Gramm	12,2
Geflügel	100 Gramm	9,6
Lachs	100 Gramm	6,8
Vollkorngetreide	1 Tasse	5,2
Lammkotelett	1 Stück	5,1
Mandeln	1 Tasse	4,7
Grüne Erbsen	1 Tasse	3,8
Sojabohnen	100 Gramm	2,9

FROHZEICHEN

- Aktive Tätigkeit des Magen-Darm-Trakts
- Ungestörter Schlaf
- Ökonomische Herztätigkeit
- Straffes Bindegewebe
- Entspannte Muskeln
- Gute Cholesterinverwertung
- Ausgleichende Stimmungslage
- Aktive Zellatmung
- Volle Zellpower
- Besserer Stoffwechsel von Kohlenhydraten und Fetten
- Verbesserte Merk- und Denkfähigkeit

DROHZEICHEN

- Durchfall und Übelkeit
- Überempfindliches Zahnfleisch
- Depressive Verstimmungen
- Nervenschwäche
- Muskelschwäche
- Hautveränderungen
- Kopfschmerzen
- Schlafstörungen
- Zerstreutheit
- Müdigkeit
- Appetitmangel
- Hautkrankheiten

Folsäure

DAS STRESS-VITAMIN

Wo Vitamin B_{12} ist, da ist auch Folsäure. Wie Zwillingsbrüder schaukeln die beiden Supermoleküle wichtige Stoffwechselvorgänge. Wenn Magensäure für die optimale Verdauung gebraucht wird, ist Folsäure unverzichtbar. Auch für den Bau der roten Blutkörperchen ist der Biostoff unersetzlich und damit für die Sauerstoffversorgung aller Zellen. Auch unsere Gene im Zellkern, die alle Stoffwechselvorgänge steuern, können ohne Folsäure nicht aufgebaut werden.

Folsäure ist die Schaltstelle für den Aufbau so genannter Neurotransmitter: Reizsignale, die Empfindungen, Gefühle und Nervenstimulationen kreuz und quer durch den Organismus schießen. Der Happy-Macher Noradrenalin verdankt seine Existenz der Folsäure - dem Stoff der Sieger. Er macht Stress zu einem Vergnügen. Sie sind hellwach und konzentriert. Fehlt durch Folsäuremangel das Noradrenalin, dann liefert das Nebennierenmark ersatzweise das Stresshormon Adrenalin. Auch das pusht auf, macht aber nicht glücklich - es ist der Stoff der ewigen Verlierer.

Darüber hinaus verhindert Folsäure die gefährliche Fettablagerung an der Gefäßwand und ist damit eine vorbeugende Wunderwaffe gegen Herzinfarkt und Schlaganfall.

Leber, Pilze und grünes Blattgemüse oder -salat sind am folsäurereichsten. Das Vitamin ist extrem verletzlich. Licht, Kochen und Braten, langes Lagern setzen ihm schwer zu.

Unsere Empfehlung:

Täglich einen Teller Rohkost.

FOLSÄURE in unseren Lebensmitteln

Je 100 Gramm enthalten	*Mikrogramm*
Weizenkeime	520
Sojabohnen	230
Fenchel	100
Chinakohl, Spargel	85
Spinat	80
Blumenkohl	55
Endivien	50
Roggenvollkorn	40
Kopfsalat, Linsen, Brokkoli	35
Haferflocken	25
Vollkornreis	16

FROHZEICHEN

- Gesteigerte Hämoglobinbildung
- Gute Durchblutung
- Kräftiges Haar
- Optimierte Magensäure und Leberfunktion
- Zellwachstum
- Belastbare Psyche
- Gesunder Appetit
- Rege Magen-Darm-Tätigkeit

DROHZEICHEN

- Anämie (Blutarmut)
- Vorzeitig ergrautes Haar
- Mangelnde Lebensfreude
- Entzündungen der Lippenschleimhaut
- Verdauungsstörungen
- Wachstumsstörungen
- Entzündungen der Zunge
- Schlafstörungen
- Zerstreutheit
- Unruhezustände
- Müdigkeit
- Angstgefühle

Pantothensäure

MACHT WACH UND FIT

Das Vitamin für den Kopfarbeiter macht mental wach und geistig fit. Es wird in den Energiebrennkammern der Zellen zum Coenzym A umgebaut, *dem* Turboträger von Zellenergie und Zellatmung.

Das Zentralnervensystem produziert ständig Gehirn- und Rückenmarkflüssigkeit, in die wiederum ein steter Zustrom des Neurotransmitters Acetylcholin erfolgt. Dies ist der Stoff für den brillanten Intellekt hellwacher Round-Table-Strategen.

Sympathischer Nebeneffekt der Pantothensäure: Sie ist der Freund der Pigmente, stoppt das Grauwerden des Haupthaares und fördert die Hautbräune.

»Pantos« ist griechisch und heißt »überall«. Pantothensäure kommt in jeder natürlichen, also ungekochter und naturbelassener Nahrung reichlich vor. Allerdings: Je älter wir werden, desto niedriger die Konzentration im Blut.

Unsere Empfehlung:

Nahrungsergänzung oder einmal pro Woche Leber.

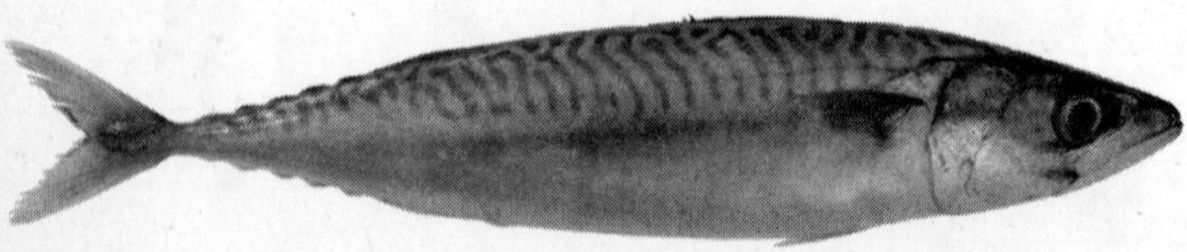

Ob Forelle, Hering oder Makrele: sie alle enthalten Pantothensäure. Übertroffen werden sie aber allesamt von Leber.

PANTOTHENSÄURE in unseren Lebensmitteln

Je 100 Gramm enthalten	*Milligramm*
Leber	7,70
Weizenkleie	2,85
Forelle	1,82
Sonnenblumenkerne	1,40
Hering, Makrele	1,35
Walnüsse	0,90
Vollkorngetreide	0,78
Krabben	0,63
Wildbret	0,57
Muskelfleisch	0,40
Vollmilch	0,31

FROHZEICHEN

- Mehr Energie
- Beschleunigte Fettverbrennung
- Gesunde Haut
- Gute Durchblutung und Nervenversorgung der Gliedmaßen
- Vitalität
- Geistige Frische
- Fülliges Haar
- Stressabwehr

DROHZEICHEN

- Verstopfung
- Lernschwäche
- Krämpfe in Armen und Beinen
- Gelenkschmerzen
- Vorzeitig ergrautes Haar
- Reizbarkeit
- Taubheit
- Sehbeschwerden
- Gelenksteife
- Haarausfall

Biotin

FÜR HAUT UND HAAR

Sie sitzen in stundenlangen Konferenzschlachten oder quälen sich zu angestrengt am Home-Trainer. Dabei verheizen Sie mit Sicherheit Ihre letzten Zuckerreserven. Denn Glukose ist der einzige Nährstoff für das Gehirn. Ohne Biotin geht den meisten bald die Power aus und die Freude verloren, denn die Biotin-Heinzelmännchen entzünden klitzekleine Zellfeuer und wandeln eifrig Eiweißbausteine in Zucker um.

Biotin schleppt Schwefel in Haut und Haar, sorgt für deren Geschmeidigkeit, Glanz und Fülle. Außerdem bewirkt Biotin feste, glatte Fingernägel. Ohne Biotin kann sich rasch Seborrhoe bilden, eine krankhaft gesteigerte Talgabsonderung. Folge: Haut- und Haarschuppen bis hin zu Schuppenflechten.

Biotin ist am Mittagstisch kaum noch enthalten, am ehesten noch in Milch, Leber, Blumenkohl und Sojabohnen. Es wird aber bei gesunder Darmflora auch von unseren eigenen Darmbakterien in kleineren Mengen produziert.

Unsere Empfehlung:

Nahrungsergänzung oder je nach Geschmack Leber, Reisgerichte und Vollkornprodukte.

BIOTIN in unseren Lebensmitteln

Je 100 Gramm enthalten	*Mikrogramm*
Rinderleber	102
Sojamehl	63
Walnüsse	37
Erdnüsse	31
Sardinen	21
Mandeln	17
Pilze	15
Naturreis	9
Vollkorngetreide	7
Spinat, Krabben,	6
Möhren	3
Tomaten, Hüttenkäse (mager)	2

FROHZEICHEN

- Mehr Energie für Gehirn und Nervenzellen
- Kräftige Muskeln
- Geregelter Blutzuckerspiegel
- Bessere Fettverbrennung
- Gesunde, schöne Haut, Haare und Fingernägel

DROHZEICHEN

- Schuppen
- Nervosität
- Müdigkeit
- Haarausfall
- Depressive Verstimmungen
- Mattigkeit
- Muskelschmerzen
- Hautprobleme
- Abgespanntheit

Vitamin C

THE QUEEN OF VITAMINS

Ratten vertragen hundertmal mehr Dioxin und Umweltgift als der Mensch. Der Grund: Tiere haben ein Gegengift im Blut, nämlich Vitamin C. Sie produzieren es im Stoffwechsel, bis zu 25 Gramm täglich, selbst. Sie sind nie erkältet, sterben nicht an Krebs, Herzinfarkt oder Verkalkung. Der Mensch hat diese Fähigkeit, Vitamin C selbst zu produzieren, verloren.

Doch ohne Zweifel: Vitamin C ist die rechte Hand der Natur – ein Immunpanzer für alle Zellen und wichtiges Bluteiweiß, der größte Feind von Bakterien, Viren und Freien Radikalen.

Vitamin C gibt uns die Bio-Power. Glückshormone wie der Happy-Macher Noradrenalin oder das Kreativitätshormon ACTH hätten ohne den Biostoff keine Chance auf Geburt. Ohne Vitamin C werden wir vergesslich, müde, schlapp, verlieren jegliches Charisma.

Vitamin C verknüpft die Eiweißfasern zu unzerreißbaren Kollagen. Ohne Vitamin C kann kein Bindegewebe aufgebaut wer-

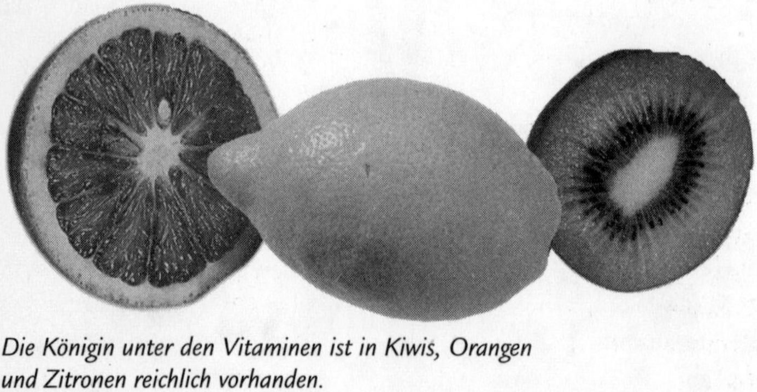

Die Königin unter den Vitaminen ist in Kiwis, Orangen und Zitronen reichlich vorhanden.

den. Die Haut wird schlaff. Den starken Raucher zieren kleine Fältchen über der Oberlippe, weil Vitamin C zum Entgiften von Teer und Nikotin abgezogen wird. Adern und Gefäße betteln um Vitamin C, das sie dicht und fest macht. Ohne Vitamin C lautet das Ergebnis: Zahnfleischbluten, Nasenbluten bis hin zum Skorbut. Außerdem vermag Vitamin C bereits abgelagertes Fett von der Gefäßwand wieder abzulösen, und die Produktion des »guten« HDL-Cholesterins zu steigern.

Der Biostoff ist insbesondere in saurem Obst und in rohem Gemüse enthalten und mag weder Licht noch Hitze. Doch win-

VITAMIN C in unseren Lebensmitteln

Je 100 Gramm enthalten	*Milligramm*
Holunderbeeren	37,1
Kiwis	36,7
Orangen	35,4
Zitrone mit Fruchtfleisch	34,0
Zitronensaft	28,2
Himbeeren	27,7
Grapefruitsaft (frisch gepresst)	26,3
Rüben, Zwiebeln	26,2
Spinat, Brokkoli	26,1
Grüne Erbsen	26,0
Kohlrabi	25,8
Spargel	23,7
Kohl	23,6
Brombeeren	21,2
Tomaten	16,9
Artischocken	10,2
Äpfel	8,8

FROHZEICHEN

- Bessere Stressbewältigung
- Ausgezeichnete Sehstärke
- Hohe Konzentrationsfähigkeit
- Positive Stimmungslage
- Bessere Fettverwertung
- Stabile Blutgefäßwände
- Guter Kalziumstoffwechsel
- Kräftiges Haar
- Entspannter Schlaf
- Gesunde Nerven
- Feste, glatte Haut
- Gesundes Zahnfleisch
- Straffes Bindegewebe
- Optimale Immunfunktion

DROHZEICHEN

- Mangel an Charme und Charisma
- Haarausfall
- Konzentrationsmangel
- Depressive Verstimmungen
- Zahnfleischbluten
- Häufige Erkältungen
- Krampfadern
- Sehschwäche
- Falten, Runzeln
- Schlafstörungen
- Nervenschwäche
- Müdigkeit
- Übergewicht

tergelagerte Äpfel, Kartoffeln, oder lange transportiertes Obst aus südlichen Ländern enthalten oft keine 20% ihrer ursprünglichen Vitamin-C-Menge. Wer sich ausreichend mit Gegengift versorgen will, dem bleibt nur der Weg in die Apotheke.

Unsere Empfehlung:

Die deutsche Gesellschaft für Ernährung empfiehlt dem normalen Menschen 75 Milligramm täglich. Warum gönnen Sie sich nicht täglich 3 Gramm vom Gegengift?

Das empfiehlt sogar der zweifache Nobelpreisträger und Vitaminpapst Linus Pauling.

Vitamin A

DIE ABWEHRWAFFE

Wenn Beeren, Pfirsiche oder anderes Obst heranreift, Paprika oder Kürbis gelb bis rot leuchten und Blumen ihre Blüten entfalten, brauchen sie besonderen Schutz. Die Natur liefert ihn gleich mit, in Form von Farbstoffen, so genannten Karotenen. Rund 400 von ihnen sind inzwischen entdeckt - und 60 davon eignen sich zur Produktion von Vitamin A.

Vitamin A ist bedeutender Immunschutzfaktor, speziell für alle Schleimhäute, Drüsen und andere Gewebeteile. Appetitmangel, brüchiges Haar, trockene Haut, Ausschläge, Schleimhautinfektionen oder Sehstörungen zeigen Vitamin-A-Mangel an. Die Rhodopsin-Moleküle, der Sehspur, die das Sehen erst

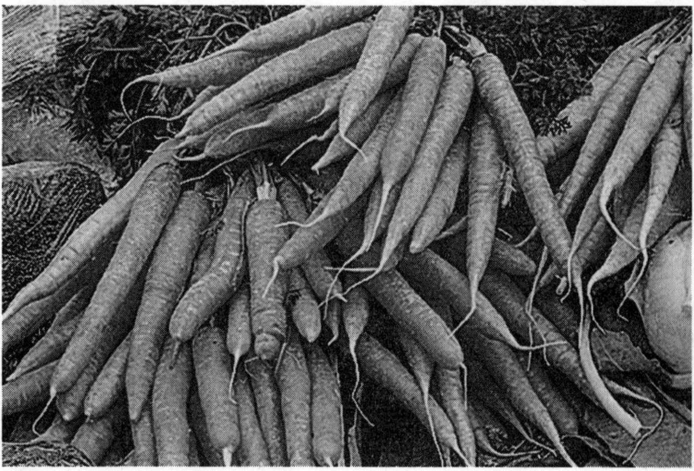

Ab und zu eine Karotte schmeckt nicht nur gut, sondern ist auch gut für die Augen.

ermöglicht, werden beispielsweise durch Vitamin A und bestimmte Proteine produziert.

Vitamin A hilft bei der Bildung von Sexualhormonen, verhindert Entzündungen und kontrolliert den Bau von Enzymen im Knorpelgewebe. Besonders reich an Vitamin A sind Leber, Karotten, Spinat, Kürbis, Papaya, Grünkohl, Tomaten, Avocado, Pfirsich und Aprikosen. Vitamin A gehört mit E, D und K zu den fettlöslichen Vitaminen und ist praktisch das einzige Vitamin, das man nicht überdosieren darf. Eskimos sind nicht selten an übermäßigem Verzehr roher, Vitamin-A-reicher Fischleber gestorben.

Apropos fettlösliche Vitamine: Sie können im Körper nur aufgenommen werden, wenn ausreichend Fett in unserem Darm vorhanden ist. Doch die Karotte wird nicht »gesünder«, wenn man sie in Olivenöl tunkt. Warum? Wir verfügen ohnehin über einen permanenten Fettfilm im Darm. Erst nach drei Tagen ohne Essen reisst dieser Fettfilm ab. Dann braucht man wirklich Öl für den Salat, um die fettlöslichen Vitamine effektiv aufzunehmen. Sonst ist das Öl nur ein weiterer unerwünschter Fettlieferant.

Unsere Empfehlung:

Täglich viel frisches Obst und Gemüse. Bei starker Belastung zusätzlich Nahrungsergänzung.

VITAMIN A in unseren Lebensmitteln

Lebensmittel	*Menge*	*I. E.*
Kalbsleber	100 Gramm	26 000
Möhre	Mittelgroß	9 500
Spinat	1 Portion	7 800
Kürbis	1 Portion	7 100
Papaya	1 Stück	5 700
Grünkohl	1 Portion	4 900
Brokkoli	1 Portion	4 100
Zuckermelone	1 Viertel	3 800
Tomate	1 Stück	1 200
Avocado	1 Stück	1 100
Aprikose	1 Stück	950
Kopfsalat	1 Stück	910
Spargel	1 Portion	700
Grüne Erbsen	1 Portion	510
Grüne Bohnen	1 Portion	510
Pfirsich	1 Stück	460

FROHZEICHEN

- Gesunde Zähne
- Kompetentes Immunsystem
- Krebsvorbeugung
- Gesteigerte Libido
- Straffe Haut
- Stabile Knochen
- Kräftiges Haar
- Optimale Blutwerte

DROHZEICHEN

- Nachtblindheit
- Unfruchtbarkeit
- Trockenes, brüchiges Haar
- Häufige Infektionen
- Appetitmangel
- Brüchige Fingernägel
- Sehstörungen
- Hautausschlag
- Wachstumsstörungen
- Trockene Haut

Vitamin D

SENDBOTE DER SONNE

Die Vitamin-Päpste unter den Bio-Experten predigen: Vitamin D ist für Zähne und gesunde Knochen unersetzlich. Der Biostoff stimuliert knochenbildende Zellen, die das Protein der Knochengrundsubstanz herstellen. Doch das ist nur ein wesentlicher Faktor von Vitamin D.

Hauptaufgabe von Vitamin D ist es jedoch, Gene zu stimulieren, um Duplikate für die Zellerneuerung auszuprägen. Muster, nach denen in der Zelle lebensnotwendige Proteine hergestellt werden. Nur so läuft der Stoffwechsel auf Hochtouren. Besonders im Winter sind wir auf die Vitamin-D-Aufnahme aus der Nahrung angewiesen. Im Sommer kann der Körper unter dem Einfluss der Sonne das Vitamin selbst produzieren. Die Lichtteilchen der Sonne landen auf unserer Haut, wandern in die Zellen und kurbeln die Vitamin-D-Produktion an.

Der Biostoff hat einen Sonderstatus - wie das Schilddrüsenhormon oder Vitamin A: es braucht nicht an entsprechenden Landeplätzen, den Rezeptoren, anzuklopfen und um Einlass bitten. Es geht glatt durch die schützende Zellmembran ins wässrige Zellinnere und passiert auch ungehindert den inneren Schutzwall des Zellkerns.

Unsere Vorfahren waren weniger auf das Vitamin D aus der Nahrung angewiesen, da sie sich häufiger im Freien aufhielten. Der einfachste Weg, die notwendige Menge an Vitamin D zu erhalten, ist ein Sonnenbad.

Unsere Empfehlung:

Ein zwanzigminütiges Sonnenbad bzw. Bewegung im Freien (wenn nicht möglich, Ersatz durch Solarium) oder zwei Teelöffel Lebertran.

VITAMIN D in unseren Lebensmitteln

Lebensmittel	*Menge*	*Mikrogramm*
Lebertran	2 Teelöffel	242
Hering	100 Gramm	25
Lachs	100 Gramm	12
Milch	1 Tasse	3
Vollkorngetreide	100 Gramm	3
Eier	1 Eigelb	1

FROHZEICHEN

- Kräftige Zähne und Haare
- Vorbeugung gegen Osteoporose
- Gesunder Kalziumstoffwechsel
- Funktionierender Kreislauf
- Entgiftung des Körpers vom Giftstoff Blei
- Ausreichende Hormonbildung
- Fester Knochenbau
- Gute Nerven
- Optimismus
- Entspanntheit
- Kompetentes Immunsystem

DROHZEICHEN

- Kurzsichtigkeit
- Depressive Verstimmungen
- Muskelschwäche
- Gereiztheit
- Zahnausfall
- Pessimismus
- Schlafstörungen
- Aufregung

Vitamin E (Tocopherol)

DAS NATURWUNDER

Die Wissenschaft weiß heute: 76% aller Herzinfarkte könnten durch Vitamin E verhindert werden. Der Grund: Das Cholesterin wird erst durch Vitamin-E-Mangel gefährlich.

Häufig sprengt der Cholesterinspiegel die Grenzwerte. Verfügt Ihr Körper aber über ausreichend Vitamin E, wird Ihnen nichts passieren. Sechs Vitamin-E-Moleküle neutralisieren ein gefährliches LDL-Cholesterin-Molekül. Der Körper wird zur Festung, zum Immunpanzer und neutralisiert die Freien Radikale. Cholesterin kann so nicht an den Gefäßwänden andocken, der Geist bleibt frisch. Im Gegensatz zu den wasserlöslichen B- und C-Vitaminen kann das fettlösliche Vitamin E im Körper gespeichert werden, und zwar in rund 70 Billionen Zellhäutchen.

Pflanzenöle enthalten am meisten davon. Ideale Snacks sind Samen, Nüsse und Kerne. Viele Sportler decken ihren Vitamin-E-Bedarf durch größere Mengen an Keimöl. Sie verbrennen aber auch das darin enthaltene Fett. Für den Kopfarbeiter, der mit seinem Schreibtisch verwachsen ist, bleibt so nur der Weg zur Apotheke.

Unsere Empfehlung:

500–1000 i.E. täglich. Risiken bei Vitamin-E-Überdosierungen sind nicht bekannt.

VITAMIN E in unseren Lebensmitteln

Je 100 Gramm enthalten	*Milligramm*
Distelöl	75,0
Sonnenblumenöl	75,0
Sojaöl	68,2
Sesamöl	50,0
Walnussöl	50,0
Kürbiskernöl	50,0
Mandeln	29,2
Walnüsse	20,8
Erdnüsse	19,4
Olivenöl	15,0
Vollkorngetreide	1,6
Eier	1,2
Milch	0,1

FROHZEICHEN

- Hohes Lebensalter
- Gesundes Blutbild und Blutgerinnung
- Vorbeugung gegen Arteriosklerose
- Optimale Durchblutung
- Aktive Zellatmung
- Straffe Haut
- Gesunde Augen
- Vorbeugung gegen Entzündungsreaktionen

DROHZEICHEN

- Schlecht heilende Wunden
- Konzentrationsschwäche
- Faltige Haut und Altersflecken
- Müdigkeit und Leistungsschwäche
- Sehschwäche
- Nervöse Reizbarkeit
- Unfruchtbarkeit
- Herz- und Gefäßkrankheiten

Vitamin K

DIE FEUERWEHR

Bei Verletzungen tanzt die Feuerwehr des Menschen an. Hauptaufgabe von Vitamin K ist die Blutgerinnung. Auch beim Knochenbau spielt Vitamin K eine bedeutende Rolle. Es reguliert den Einbau von Calcium-Phosphat in den Knochen. Es ist bei Kindern und nach Knochenverletzungen von großer Bedeutung.

Bei schlechter Ernährung und Fast-Food-Konsum sowie bei ungenügender Gallenfunktion und gestörter Darmflora entsteht ein Defizit an Vitamin K. Warnsymptome sind schlecht heilende Wunden und anhaltende Blutungen.

In unserer Nahrung ist Vitamin K reichlich vorhanden, hauptsächlich in grünlichen Pflanzen.

Unsere Empfehlung:

Täglich ausreichend frisches Gemüse.

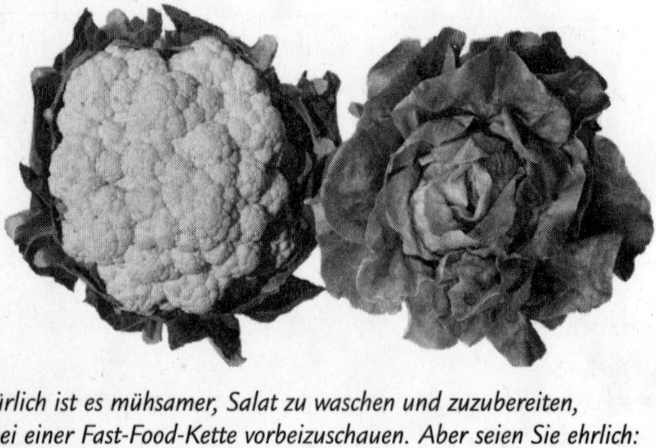

Natürlich ist es mühsamer, Salat zu waschen und zuzubereiten, als bei einer Fast-Food-Kette vorbeizuschauen. Aber seien Sie ehrlich: was schmeckt besser und was ist gesünder?

VITAMIN K in unseren Lebensmitteln

Je 100 Gramm enthalten	*Mikrogramm*
Sauerkraut	1000
Petersilie	790
Grünkohl	500
Rotkraut	500
Weizenkeime	350
Spinat	350
Hühnerfleisch	300
Rosenkohl	230
Brokkoli	210
Feldsalat	200
Wasserkresse	200
Kopfsalat	120
Blumenkohl	80
Grüne Bohnen	45
Gurken	30
Zucchini	30
Tomaten	10
Milch	3,7

FROHZEICHEN

- Gute Blutgerinnung
- Schnelle Wundheilung
- Stabile Knochen
- Optimale Speicherung von Kohlenhydraten
- Vitalität
- Gute Leberfunktion
- Gesunde Zähne

DROHZEICHEN

- Darmstörungen
- Menstruationsbeschwerden
- Blutende, schlecht und sehr langsam heilende Wunden
- Nasenbluten
- Müdigkeit
- Zahnfleischbluten

Selen

UNSER SCHUTZENGEL

Den weltweiten Selen-Durchschnittswert im Blut der Menschen beziffert die Weltgesundheitsorganisation (WHO) mit 200 Mikrogramm/Liter. Guatemalteken haben über 240 im Blut. Der Mitteleuropäer kommt gerade mal auf 70, denn die Gletscher spülten Jod und Selen aus den Böden, tausende Ernten haben ihr Übriges getan. Die WHO spricht von einem »weißen Fleck« auf der Landkarte. Hinzu kommt unsere oft katastrophale Ernährung.

Doch die Freien Radikale fürchten den Biostoff Selen wie der Teufel das Weihwasser. Selen ist einer der zentralen Schutzstoffe für das Immunsystem. Selen macht das Herz stark, das Blut flüssig und hilft mit, den Muskel mit Sauerstoff zu versorgen. Außerdem bindet Selen Giftsubstanzen wie Silber, Cadmium, Blei und Quecksilber, um sie aus dem Körper auszuscheiden.

Enthalten ist das Spurenelement in Vollkornprodukten, Naturreis, Pilzen, Spargel, Knoblauch, Käse, Eiern, Fisch und Fleisch.

Unsere Empfehlung:

Meiden Sie weißes Mehl. Am Frühstückstisch sollte daher frisch geschrotetes Müsli aus vollem Korn stehen. Knoblauch, so viel Ihre Umgebung verträgt.

SELEN in unseren Lebensmitteln

- Vollkornprodukte
- Pilze
- Knoblauch
- Eier
- Fleisch
- Schalentiere
- Naturreis
- Spargel
- Käse
- Leber
- Fisch

FROHZEICHEN

- Gute Heilung und Regeneration
- Schwung und Elan
- Kompetente Immunabwehr
- Optimierte Herz- Kreislauffunktionen
- Verbesserte Zellatmung
- Gesteigerte Libido
- Gute Konzentrationsfähigkeit

DROHZEICHEN

- Anfälligkeit gegenüber Infektionen
- Vorzeitige Alterserscheinungen
- Muskelbeschwerden
- Mangel an geistiger Frische
- Herzfunktionsstörungen
- Brüchige Nägel
- Haarausfall
- Hautblässe
- Sehstörungen
- Gelenkbeschwerden

Eisen

SAUERSTOFFS BRUDER

Eine der wichtigsten Fragen der Evolution: Wie kriege ich den lebensstimulierenden Sauerstoff in die Zellen? Die rettende Idee: Aus dem toten Metall Eisen machte die Natur den Trägerstoff für das kostbarste Element auf Erden. Eisen ist Teil des roten Blutfarbstoffs Hämoglobin, zirkuliert in rund 35 Milliarden roten Blutkörperchen in jedem von uns. Hämoglobin bindet Sauerstoff in der Lunge und spendiert es den Zellen. Jedes Blutkörperchen enthält rund 300 Milliarden Hämoglobin-Moleküle und jedes davon rund eine Milliarde Sauerstoffmoleküle. Ein hoher Hämoglobinspiegel garantiert die optimale Sauerstoffdurchflutung des Körpers bis in die letzte Gehirnzelle. Menschen, die über ständige Müdigkeit klagen, könnten durch einen hohen Hämoglobinspiegel wieder mehr geistige Frische erhalten.

Der größte Feind des Hämoglobins ist Kohlenmonoxid, enthalten in Autoabgasen und Zigaretten. Das Hämoglobin bindet Zigarettenqualm dreihundertmal besser als Sauerstoff, der eigentlich transportiert werden soll. Darum nützt Rauchern auch ein hoher Hämoglobinspiegel nichts.

Weitere Folgen von Eisenmangel sind Antriebsarmut, Libidomangel, Verstopfung, Atembeschwerden, Hautblässe, Haarausfall und Konzentrationsschwäche.

Unsere Empfehlung:

Auf unserem täglichen Speiseplan sollte mageres Fleisch, Fisch oder eine große Portion grünes Blattgemüse stehen.

EISEN in unseren Lebensmitteln

je 100 Gramm enthalten	*Milligramm*
Muscheln	14
Kürbissamen	11
Leber	10
Bohnen, Erbsen, Linsen	5,5–6,7
Pilze	3,8–8,3
Nüsse	2,4–4,6
Trockenobst	2,1–3,9
Vollkornbrot	2
Muskelfleisch	1,6–2,0

FROHZEICHEN

- Belastbarkeit
- Kompetentes Immunsystem
- Quicklebendige Enzyme
- Gut durchblutetes Muskelgewebe
- Ausgezeichneter Hormonstoffwechsel
- Schwung und Elan
- Optimierte Herzfunktion
- Bessere Zellatmung
- Hoher Hämoglobinspiegel

DROHZEICHEN

- Müdigkeit
- Antriebsschwäche
- Libidomangel
- Hautblässe
- Risse im Mundwinkel
- Verstopfung
- Brüchige Nägel
- Atembeschwerden
- Haarausfall
- Konzentrationsschwäche

Mangan

HEIZER IN DER ZELL-LOKOMOTIVE

Nur rund fünf Prozent Nahrungsmangan landet im Blut - doch das reicht, um im Stoffwechsel einiges anzuschüren.

Die Mangan-Heinzelmännchen steuern zielstrebig die winzigen Brennkammern, die Mitochondrien an, in denen Zellenergie entfacht wird. 1000 Öfen sind in jeder gesunden Herzmuskelzelle. Fehlt das Spurenelement Mangan - dann sinkt die Zahl der Energieöfen, manchmal auf unter 100. Die Folgen sind Herzprobleme und unerklärliche Muskelschwäche.

Wenn Sex und Liebe keinen Spaß mehr machen, hat das häufig einen Manganmangel als Ursache. Bei den meisten Menschen lässt sich Mangan leider nur noch in kleinsten Mengen nachweisen. Dabei ist Mangan für die Produktion des männlichen Geschlechtshormons Testosteron, für die Herstellung des Hautpigments Melanin und für den wichtigen Nervenreizstoff Dopamin zwingend notwendig. Mangan kurbelt die Enzym-Produktion an und ist selbst Teil zahlreicher Enzyme. Der Natur sind diese zellinternen Fitmacher so wichtig, dass sie Mangan einen Ersatzstoff zur Seite gestellt hat: Magnesium. Fehlt Mangan total, kann das andere Mineral bedingt einspringen und wichtige Lebensfunktionen aufrechterhalten.

Mangan ist besonders reich in Nüssen und Kernen enthalten, außerdem in Vollkornprodukten, Naturreis, Grüngemüse, Salat, Kartoffeln und Hülsenfrüchten.

Unsere Empfehlung:

Täglich morgens frisch geschrotetes Müsli garniert mit Walnüssen.

MANGAN in unseren Lebensmitteln

Je 100 Gramm enthalten	*Milligramm*
Haselnüsse	4,3
Sonnenblumenkerne	2,5
Erdnüsse, Mandeln	2,2
Walnüsse	1,4
Vollkorngetreide	1,1
Spinat	0,8
Erbsen	0,5
Kartoffeln	0,3

FROHZEICHEN

- Bessere Konzentrationsfähigkeit
- Gute Kollagenproduktion
- Gesteigerte Fettverbrennung
- Gute Gedächtnisleistung
- Bessere Wirksamkeit der Vitamine
- Kräftige Knochen und gesunde Zähne
- Ausgezeichnete Hormonproduktion
- Bessere Stressbewältigung
- Gutes Blutbild
- Kreative Gedanken
- Ruhiger Schlaf
- Gesteigerte Libido
- Farbkraft im Haar
- Optimierte Zellatmung
- Positive Stimmungslage
- »Getunter« Eiweißstoffwechsel

DROHZEICHEN

- Pessimismus
- Ohrgeräusche
- Mangelnde Libido
- Verzagtheit, Unruhezustände
- Nachlassendes Haarwachstum
- Gelenkschmerzen
- Schwerhörigkeit
- Gewichtsverlust
- Müdigkeit
- Trockene, rissige Haut

Kupfer

DIE EIWEISS-BRAUT

Das Spurenelement Kupfer geht im Stoffwechsel fremd. Es verbindet sich mit Protein zu hochaktiven Enzymen. Die helfen beim Bau von Bindegewebe der Knochen, Haut, Lungen, Gefäße oder Zähnen.

Kupfer ist der Feind Freier Radikaler und potenter Polizist im Immunsystem. Wie Mangan heizt Kupfer die Energieöfen in den Zellen an. Außerdem baut das Spurenelement Happy-Macher-Hormone auf. Es bräunt unsere Haut, und unsere Augen beginnen - ideal zum Flirten - betörend zu funkeln.

Besonders reich an Kupfer sind Nüsse, Samen, Kakao, Hülsenfrüchte, Getreide, Leber und vor allem Schalentiere.

Unsere Empfehlung:

Auch hier hilft eine Portion frisches Müsli über den Tag.

KUPFER in unseren Lebensmitteln

- Fleisch
- Tomaten
- Grünes Blattgemüse
- Pilze
- Naturreis
- Samen
- Kartoffeln
- Avocado
- Trockenobst
- Leber
- Nüsse
- Vollkornprodukte

Chrom

FÜR DEN BLUTZUCKERSPIEGEL

Starke Nerven, mentale Frische, geistige und körperliche Fitness - dafür wird viel Chrom gebraucht. Chrom reguliert den Glukose-(Blutzucker-)Einstrom in Zellen und pumpt das vitalisierende Kraftfutter direkt ins Gewebe. Dies ist besonders wichtig für Gehirn und Nerven, denn hier wird ausschließlich Glucose verbrannt.

Fehlt Chrom, sind Sie ständig müde, unkonzentriert, verzagt, unruhig, nervös. Und Chrommangel macht auch noch dick. Denn Chrom baut unseren Insulinspiegel ab, und trägt dazu dabei, dass die Fettzellen ihren Inhalt überhaupt abgeben können. Chrom ist also ein »heimlicher« Schlankmacher.

Enthalten ist Chrom vorwiegend in Getreide, Samen, Kernen, Nüssen, Naturreis, Pilzen und Fleisch.

Unsere Empfehlung:

Essen Sie täglich Vollkornprodukte und als Snack zwischendurch Nüsse, Kürbiskerne oder Rosinen.

CHROM in unseren Lebensmitteln

- Nüsse
- Pflaumen
- Artischocken
- Rosinen
- Samen, Kerne
- Fleisch
- Spargel
- Pilze
- Naturreis
- Vollkornprodukte

Calcium

FÜR NERVEN-POWER

In den Knochen stecken 1,2 Kilogramm Calcium. Der Rest wirkt im Nervensystem, verleiht uns Nerven wie Stahlseile und transportiert wichtige Substanzen in und aus den Zellen.

Das Schlimmste für Calcium ist Currywurst mit Cola. Beides enthält Phosphat - zu viel Phosphat, den Gegenspieler von Calcium. Das Calcium wird ausgeschieden. Gelenkschmerzen, Falten, Runzeln und Gefäßverkalkung sind die Folge.

Calcium braucht ein saures Milieu, den Magensaft. Mit zunehmendem Alter produzieren wir aber immer weniger Magensäure. Darum stellt die Calcium-Aufnahme für ältere Menschen häufig ein Problem dar. Der einfachste Trick: Weniger Kaffee und Tee! Denn mehr als zwei Tassen täglich führen zu einer unnötigen Calcium-Ausscheidung.

Milch und Milchprodukte wie Joghurt und Käse sind besonders reich an Calcium. Aber auch Nüsse, Eigelb, Kohl, Spinat, Fenchel und Hülsenfrüchte enthalten viel von diesem Power-Mineral.

Unsere Empfehlung:

Gönnen Sie sich regelmäßig ein Sonnenbad. Licht und Sonne produzieren Vitamin D. Dies aktiviert den Knochenbau und steuert die Calcium-Aufnahme.

CALCIUM in unseren Lebensmitteln

Je 100 Gramm enthalten	*Milligramm*
Emmentaler Käse	850
Hüttenkäse, Camembert, Schafskäse	420–640
Mandeln, Haselnüsse	200–270
Feigen	180
Joghurt	120–240
Vollmilch	120
Kohl, Spinat, Fenchel	100–110
Erbsen, Linsen, Bohnen	55–108

FROHZEICHEN

- Gesteigerte Enzymtätigkeit
- Glück, Euphorie, Optimismus
- Gerinnungsfähigkeit des Bluts
- Schnelle Wundheilung
- Ausgeglichene, heitere Stimmungslage
- Gesunde Zähne
- Ruhiger Schlaf
- Gute Herzfunktion
- Gute Nervenreizleitung
- Ruhige, entspannte Nerven

DROHZEICHEN

- Muskelkrämpfe
- Herzklopfen
- Schlafstörungen
- Zahnausfall
- Wachstumsstörungen bei Kindern
- Gelenkschmerzen
- Zahnverfall
- Angstzustände
- Knochenbrüche
- Kribbeln und Taubheitsgefühl in Armen und Beinen

Molybdän

ANONYMER LEBENSSPENDER

Kaum bekannt - und doch so wichtig. Beim Stoffwechsel aller schwefelhaltigen Aminosäuren geht ohne Molybdän nichts. Ebenso hilft das Spurenelement bei der Cortisol-Produktion, die entzündungshemmend wirkt und uns gegen Stress wappnet.

Molybdän brauchen wir nur in geringen Mengen. Trotzdem ist es ein wertvoller Bestandteil jeder Zelle. Jahrelange falsche Ernährung wirkt sich allerdings aus. Eiweiß kann nicht mehr aufgebaut, Enzyme nicht mehr produziert werden. Der Stoffwechsel fährt mit angezogener Handbremse.

Enthalten ist es vorwiegend in Getreide, Naturreis, Hülsenfrüchten, Milch und Käse.

Unsere Empfehlung:

Wir brauchen täglich nur den fünften Teil eines tausendstel Gramms davon. Bei gesunder, vollwertiger Ernährung brauchen wir uns um Molybdän keine Sorgen machen. Finger weg von Currywurst, Pommes und Kantinenessen.

DROHZEICHEN

- Depressive Verstimmungen
- Angstzustände
- Müdigkeit
- Unruhe und Schlafstörungen
- Konzentrationsstörungen
- Gier nach Süßem
- Kopfschmerzen
- Antriebsarmut
- Nervenschwäche

Q 10

KREATIVITÄT UND HÖCHSTLEISTUNG

Das Co-Enzym Q10 ist ein »Quasi-Vitamin«. Streng genommen zählt es nicht zu den wirklichen Vitaminen, übt aber viele wichtige Aufgaben aus. Q10 ist in geringen Konzentrationen in allen Körperzellen vorhanden. Es schützt das Herz und die Gefäße, senkt den Blutdruck und ist ebenso am Kampf gegen die Freien Radikale beteiligt. Gewebsentnahmen bei Patienten mit unterschiedlichen Herzkrankheiten zeigten in vielen Fällen einen deutlichen Q10-Mangel. Darum wird in den USA das Co-Enzym Q10 bei der Behandlung Herzkranker eingesetzt. Weil mit zunehmendem Alter die Q10-Konzentrationen deutlich absinken, brauchen Menschen ab 50 besonders viel von diesem Biostoff.

Unsere Empfehlung:

Q10 ist besonders in frisch geschrotetem Müsli, in Knoblauch und Erdnusskernen enthalten.

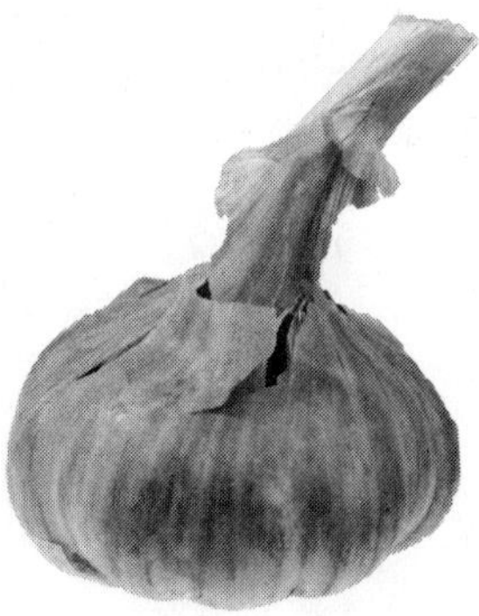

Wenn es auch Ihre Umwelt nicht so vertragen mag – für Sie ist er »Power pur«: Knoblauch, am besten in rauen Mengen.

Ein Resümee

Raucht Ihnen auch schon der Schädel? Kürbiskerne, Sonnenbäder, täglich Müsli und nur Rohkost. Was sollen Sie noch alles tun, damit Sie alle wichtigen Biostoffe aufnehmen und Körper und Geist optimal funktionieren?! Immer mehr Menschen wissen, dass selbst »ausgewogene« Ernährung nicht mehr ausreicht, um uns mit all den Stoffen zu versorgen, die unseren Geist frisch, den Körper jung und die Enzyme quicklebendig hält. Denn Gletscher, Monokulturen und tausende Ernten laugten die Böden aus, und ließen unsere Nahrung an wichtigen Mineralien und Spurenelementen wie Magnesium, Jod, Selen, Chrom und Mangan verarmen. Die holländische Tomate ist vollständig frei von Vitamin C und damit die seltsamste Art, Wasser schnittfest zu machen.

Den letzten Rest an wertvollen Biostoffen im Essen zerstören wir selbst. Schuld ist der Kochtopf. Beim Erhitzen werden 100% unerlässliches Vitamin C, 100% wertvolle Folsäure, 80% an Vitamin B vernichtet.

Das Optimum an Vitaminen, Mineralien, Spurenelementen und gehirnaktiven Aminosäuren erhalten wir heutzutage fast ausschließlich über Nahrungsmittelergänzungen. Viele Produkte sind bereits am Markt erhältlich, doch nur wenige sind so hochkonzentriert, dass Sie unseren Bedarf auch wirklich decken. Ein Beispiel: Von den 50 Magnesium-Produkten, die in deutschen, österreichischen und Schweizer Apotheken verkauft werden, vermögen nur fünf unseren Magnesium-Spiegel effektiv anzuheben.

Aber: Keine Nahrungsergänzung kann gesunde Ernährung ersetzen. In einem Apfel stecken über 10000 Wirkstoffe. Wir kennen gerade mal 200. Das Magnesium-Pulver allein reicht also nicht. Es muss auch der Apfel dazu gegessen werden. Magnesium-Pulver und Vitamin-Pille können nur jene Stoffe ersetzen, von denen wir wissen, dass sie selbst in gesundem Essen fehlen. Vergessen Sie isotonische Getränke – die wenigen Biostoffe werden isoliert aufgenommen. Tausende ande-

Spurenelemente im Blut (mikromol/l)		*Soll-Wert*
Natrium		3128–3335
Kalium		156– 195
Calcium		85– 108
Magnesium		22– 25
Kupfer	m	0,7– 1,4
	w	0,8– 1,5
Eisen	m	0,8– 1,5
	w	0,78– 1,43
Zink		0,78– 1,43
Lithium		0,02– 0,2
Phosphor		125– 155
Silicium		0,00– 0;2
Mangan		0,02– 0,2
Chrom		0,02– 0,2
Häufig gemessene giftige Schwermetalle im Blut (mikromol/l)		
Blei		0,00– 0,05
Cadmium		0,00– 0,02

Erst wenn man weiß, welche Stoffe dem Körper fehlen, kann gegengesteuert werden.

rer lebensnotwendiger Stoffe gehen verloren. Eine sinnvolle Nahrungsergänzung komplettiert unsere ohnehin schon gesunde Ernährung.

Drei goldene Regeln für die richtige Ernährung

1. Essen und trinken Sie Leben

Wenn Sie einen Apfel im Boden vergraben, dann wächst daraus ein Baum. Probieren Sie dasselbe mit einem Bratapfel. Legen Sie eine Bohne in ein Glas Wasser: Sie keimt, denn Wasser ist Leben. Probieren Sie es bei Bier, Wein oder Schnaps. Die Bohne wird höchstens konserviert.

Essen Sie mehr als die Hälfte Lebensmittel »lebendig«. Frisches Obst, Gemüse, Getreide, Tatar, Carpaccio oder, wie die Japaner, Sushi: Fisch in roher Form. Es gibt nichts Vitaminreicheres. Denn dann bleibt immer noch die andere Hälfte für Kompromisse: für Tafelspitz, Sachertorte und ab und zu ein Mouton Rothschild. Noch ein Argument für »lebendiges Essen«: Der Körper kämpft verbittert gegen Eindringlinge. Bei jeder Schnittwunde kommen tausende weißer Blutkörperchen im Kampf gegen Bakterien ums Leben. Tote weiße Blutkörperchen senden einen Botenstoff aus, der uns müde macht. Darum hüten wir bei Lungenentzündung vor lauter Müdigkeit freiwillig das Bett. Auch jedes »gekochte« Essen wird vom Körper zunächst einmal als Eindringling betrachtet. Beim täglichen Kampf gegen diese Fremdkörper sterben tausende weißer Blutkörperchen. Daraus erklärt sich die magnetische Anziehungskraft der Couch nach dem Schweinebraten. 30% unserer Energie verschwenden wir allein durch

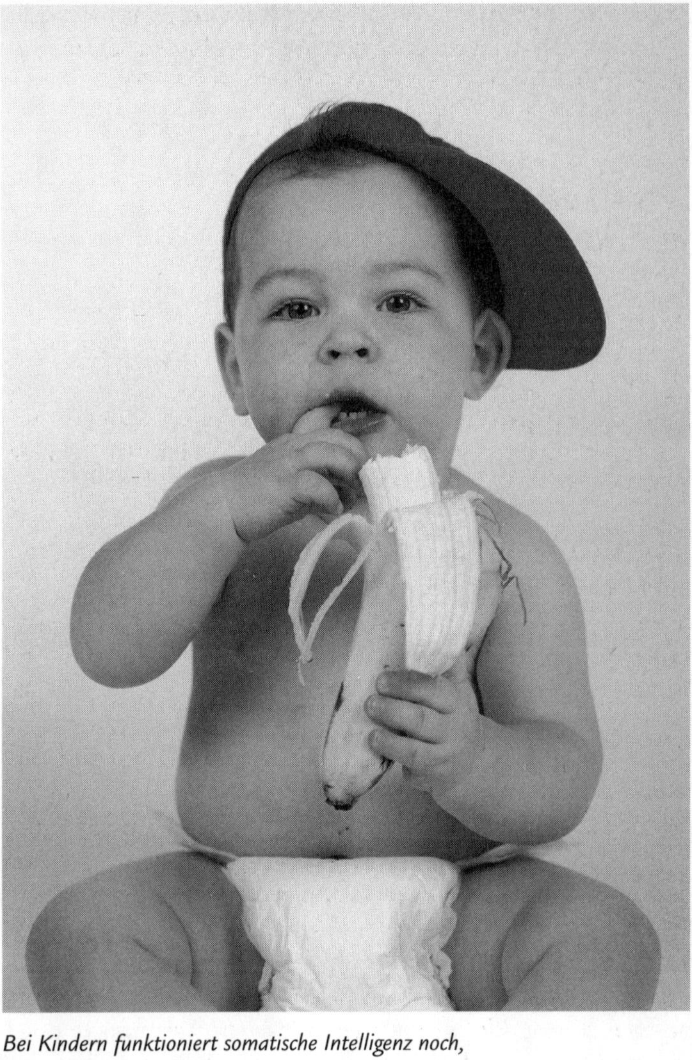

Bei Kindern funktioniert somatische Intelligenz noch, beim unbewegten Kopfarbeiter meistens nicht mehr. Lernen Sie wieder, nur das zu essen, auf das Sie »richtig« Hunger haben.

das Verdauen gekochter Nahrung. Wer also 100% Energie und innere Dynamik tanken möchte, meidet den Kochtopf.

2. Somatische Intelligenz

In der Schule läuft ab und zu ein Kind zur Tafel und isst grüne Kreide. Der Grund: Das Kind ist zuckerkrank. Diabetiker leiden unter Chrommangel. In der grünen Farbe steckt Chrom. Glauben Sie, das Kind wusste davon? Unsere Eltern und Großeltern erinnern sich noch daran, dass manche Kinder im Krieg den Putz von Wänden gegessen haben. Ein Zeichen von Calciummangel. Schwangere Frauen, die permanent erbrechen, gebären die gesündesten Kinder. Intuitiv wird schadstoffhaltige Nahrung ausgestoßen. Beispiele für somatische Intelligenz.

Somatische Intelligenz ist unsere »innere Weisheit«. Der Körper verlangt instinktiv nach dem, was er braucht. Bei springenden Kindern ist das Zentrum aktiv. Beim unbewegten Kopfarbeiter kaputtgesessen. Doch somatische Intelligenz lässt sich wieder wecken: Laufen Sie täglich, und Ihre Körperzellen werden mit zehnmal mehr Sauerstoff versorgt. Dann wissen Sie automatisch, was Sie essen sollen. Bewegte Menschen gehorchen ihrer inneren Stimme. Ernährungstabellen gehören der Vergangenheit an. Ihr Körper sagt ihnen, was er gerne zum Frühstück, zu Mittag und zu Abend hätte.

3. Checken Sie Ihre Blutwerte

Das Blut verrät alles über einen Menschen. Mehr noch: es ist wie ein Fahrplan für die Zukunft. Heute ein hoher Cholesterinwert bedeutet ab morgen gesünder leben! Ihr Blutbild ist

Ihre persönliche Bibel für ein erfülltes Leben. Wenn Sie lustlos, anfällig und schwach durchs Leben schreiten, dann kann man das an Ihren Blutwerten ablesen.

Doch Vorsicht! Häufig lobt der Arzt: Bei Ihnen ist alles normal. Doch was heißt schon »normal«? Normalwerte kommen dadurch zustande, dass von einer Million Blutwerten

Art	*Einheit*	*Richtwert*
Leukozyten	Tsd/µl	4,0–9,4
Erythrozyten	Mio/µl	4,2–5,4
Haemoglobin	g/dl	12–16
Haematokrit	%	36–46
MCV (mittl. Ery. Vol.)	fl	78–98
MCH (HbE)	pg	26 - 32
MCHC (mittl. Hb-Konz.)	g/dl	32–36
Thrombozyten	Tsd/µl	150–440
Harnsäure	mg/dl	bis 5,7
Gamma-GT	U/l	bis 18
Gesamt-Eiweiß	g/dl	6,20–8,50
Triglyceride	mg/dl	bis 175
Cholesterin	mg/dl	bis 200
HDL-geb. Cholesterin	mg/dl	ab 40
LDL-geb. Cholesterin	mg/dl	bis 135
VLDL-geb. Cholesterin	mg/dl	bis 40
LDL-/HDL-Cholesterin	mg/dl	bis 4
Cholesterin/HDL-Chol.	mg/dl	bis 5
Blutzucker im Serum	mg/dl	60–110

Körperfettanteil im Blut (in Prozent)

Frauen				
Alter	*Exzellent*	*Gut*	*Mittel*	*Schlecht*
20–24	18,9	22,1	25,0	29,6
25–29	18,9	22,0	25,4	29,8
30–34	19,7	22,7	26,4	30,5
35–39	21,0	24,0	27,7	31,5
40–44	22,6	25,6	29,3	32,8
45–49	24,3	27,3	30,9	34,1
50–59	26,6	29,7	33,1	36,2
> 60	27,4	30,7	34,0	37,3

Männer				
Alter	*Exzellent*	*Gut*	*Mittel*	*Schlecht*
20–24	10,8	14,9	19,0	23,3
25–29	12,8	16,5	20,3	24,3
30–34	14,5	18,0	21,5	25,2
35–39	16,1	19,3	22,6	26,1
40–44	17,5	20,5	23,6	26,9
45–49	18,6	21,5	24,5	27,6
50–59	19,8	22,7	25,6	28,7
> 60	20,2	23,2	26,2	29,3

schlicht der Mittelwert errechnet wird. Doch von wem stammen diese Blutproben? Natürlich von den Kranken. Was bei uns als »normal« gilt, ist nichts anderes als der Mittelwert des Durchschnittskranken. Attestiert Ihnen den Arzt beim Routinecheck beste Gesundheit, heißt das nur: Verglichen mit Kranken geht es Ihnen gut.

Aus diesem Grund haben wir für Sie andere Normwerte festgelegt, die sich an leistungsfähigen Menschen orientieren. Sie wollen also in Zukunft wieder richtig die Post abgehen lassen, vielleicht sogar Ihren zweiten Frühling erleben? Machen Sie es doch wie die Japaner. Für die gilt ein Cholesterin von 130 mg/dl als normal, bei Buschleuten in der Kalahari liegt der Mittelwert gar nur bei 88 mg/dl. Der Mitteleuropäer ist auf 200 mg/dl stolz. Dabei wissen wir, dass bei einem Cholesterinspiegel ab 150 mg/dl Fettablagerungen in den Gefäßen erst möglich sind. Bleiben Sie darunter, dann ist der Herzinfarkt so gut wie ausgeschlossen.

Zehn Tipps für die Praxis

SO KÖNNTE AB MORGEN IHR ESSEN AUSSEHEN

1. Suchen Sie Eiweiß

Eiweiß bestimmt unsere Leistungsfähigkeit und unser Wohlbefinden. Faustregel: Ab einem Gesamteiweißspiegel von 7,7 mg/dl fängt das Leben an. Darunter fühlt man sich oft lust-, saft- und kraftlos. Die Sieger freuen sich über einen Eiweißspiegel von über 8 mg/dl.

Unser Speiseplan sollte daher möglichst oft Bohnen, Erbsen, Linsen, Getreide (= pflanzliches Eiweiß) und Hüttenkäse, Magerquark, Putenbrust, Wild und Fisch (= mageres tierisches Eiweiß) aufweisen.

Doch dauert es im Extremfall bis zu zwei Jahre, um 60, 70, 80 Kilogramm schwere Körper wieder mit wertvollen Eiweißbausteinen aufzusättigen, denn die neuen Aminosäuren füllen erst einmal die leeren Eiweißspeicher auf. Wenn Sie Ihren Eiweißspiegel rasch anheben wollen, greifen Sie auf ein spezielles Eiweißpulver für Kopfarbeiter zurück. Dieses Eiweiß ist reich an gehirnaktiven Aminosäuren und enthält weder schädliches Fett, Cholesterin noch Harnsäure.

2. Meiden Sie Fett

Fett lähmt die Verdauung. Darum wird wertvolles Eiweiß oft gar nicht erst aufgenommen. Wir benötigen nur minimale Mengen an Fett. Was wir unbedingt brauchen, ist ohnehin in unserer Nahrung enthalten. Sparen Sie sich also die Extrarunde Olivenöl über Ihren Salat. Studieren Sie die Analysen der Lebensmittelverpackungen - weniger ist mehr. Wenn Sie in Käse vernarrt sind, greifen Sie in Zukunft zu Hüttenkäse und nicht zum Camembert.

Die ungesättigten Fettsäuren sind essentiell, d. h. sie können vom Körper nicht selber produziert werden. Darum müssen wir sie über die Nahrung aufnehmen. Doch Vorsicht! Wir brauchen weniger als wir denken. Was viele nicht wissen: Die wertvollen essentiellen Fettsäuren, die der Körper gerade nicht verwerten kann, werden in unserer eigenen Leber unwiderruflich als gesättigte Fettsäuren abgespeichert. Biochemisch lässt sich jetzt nicht mehr unterscheiden: Kam das Fett vom teuren, kaltgepressten, mehrfach ungesättigten Olivenöl oder vom billigen Schweinebraten?

Tipp: Höhere Vitamin-E-Spiegel verhindern die Umwandlung von ungesättigten in gesättigte Fettsäuren!

3. Suchen Sie langkettige Kohlenhydrate

Die Vollkornsemmel wird im Magen nur langsam in Zucker zersetzt - beste Voraussetzung für lange Konzentrationsphasen. Die langkettigen Kohlenhydrate müssen erst durch Enzyme im Speichel oder der Magensäure zerlegt werden. Machen Sie den Test: Schokolade schmeckt sofort süß - ein schneller Zucker. Ein Stück Brot müsste man sehr lange kauen, bis sich süßlicher Geschmack einstellt - ein langer Zucker.

4. Meiden Sie den schnellen Zucker

Kurzkettige Kohlenhydrate sind purer Zucker, der rasch ins Blut strömt. Der Kopfarbeiter schwört auf Schokolade oder Traubenzucker, der träge Gedanken wieder auf Trab bringen soll. Doch schneller Zucker ist gefährlich. Nach einem kurzen Hoch, folgt ein langes Tief. Denn das Insulin reguliert den gestiegenen Blutzucker schnell wieder nach unten - sogar unter den Ausgangswert. Wenn schon Zucker, dann langkettig: Nur er hält länger an - für längere Konzentration.

Langkettige Kohlenhydrate (Stärke)

- Vollkornbrot
- Reis
- Kartoffeln
- Müsli
- Nudeln
- Nicht vollreife Bananen

Kurzkettige Kohlenhydrate (Zucker)

- Traubenzucker
- Reife Bananen
- Schokolade
- Weintrauben

5. Täglich frisches Obst und Gemüse in »rohen« Mengen

Nur so haben Sie noch eine Chance alle wertvollen Biostoffe aufzunehmen - selbst die, die wir nicht kennen. Der ideale Snack zwischendurch heißt Apfel, Banane oder Orange. Tipp: Wenn Sie einen eigenen Garten haben, ziehen Sie eine Mohrrübe aus dem Boden und essen Sie diese ungewaschen - das impft das Immunsystem.

Verzichten Sie, soweit es geht auf den Kochtopf und erhalten Sie damit die letzten, wertvollen Reste an Vitaminen, Mineralien und Spurenelementen.

6. Drei Gramm Vitamin C täglich

Schützen Sie sich vor Umweltgiften und Freien Radikalen durch eine gesunde Dosis Vitamin C. Gönnen Sie sich drei Gramm täglich, so viel wie in fünf Kilo Orangen. Keine Sorge, überdosieren ist nicht möglich. Überschüssiges Vitamin C wird ausgeschieden. Tipp: Nehmen Sie die Tagesdosis zeitversetzt. Preisgünstigste Variante: Drei kleine Teelöffel Ascorbinsäure täglich. Teurer, aber noch effektiver: mikroverkapseltes Vitamin C.

7. 500 Milligramm Vitamin E täglich

Vitamin E entgiftet Fettspeicher, schützt Zellmembranen und raubt selbst erhöhtem Cholesterin seine Gefährlichkeit. Bei hohem LDL-Cholesterinspiegel sollten Sie sogar tausend Milligramm zuführen. Tipp: Nur das DL-α-Tocopherol, sprich natürliches Vitamin E, ist wirksam.

8. Ein bis zwei Beutel Magnesium

Nehmen Sie täglich ein bis zwei Beutel Magnesiumcitrat (300-600 mg) zu sich, bis Ihr Magnesiumspiegel auf über 0,9 mmol/l ansteigt. Messen Sie mehrmals nach, ob das Magnesium auch im Blut ankommt. Tipp: Granulat schlägt Kapseln. Trinken Sie den Magnesium-Cocktail nach den Mahlzeiten.

9. Kontrollieren Sie die Basiswerte

Messen Sie Ihre Blutwerte. Sind alle Werte vorbildlich, kontrollieren Sie weiterhin alle sechs Monate. Ihr Arzt freut sich bestimmt, wenn er zwischendurch ein gesundes Gesicht sieht. Sind Sie außerhalb des von uns definierten grünen Bereiches, handeln Sie sofort mit den beschriebenen Gegenmaßnahmen. Auch hier gilt: Kontrollieren Sie engmaschig so lange, bis Ihre »inneren Werte« wieder stimmen.

Wer's genau wissen möchte:

10. Bluttuning à la Becker und Schuhmacher

Natürlich wissen Sie, dass bei erfolgreichen Menschen nicht nur die »Drohwerte« wie Cholesterin, Triglyceride und Harnsäure, sondern auch viele andere verschiedene Leistungsparameter im Blut bestimmt werden. Die »Frohwerte« wie Phenylalanin, Tryptophan, Methionin, Zink, Chrom, Mangan oder Selen können aber ebenso Sie messen lassen.

6 Denken

Bücher über Mentaltechniken füllen ganze Bibliotheken. Im Leistungssport verfügen heute alle Athleten über das gleiche technische Können und den selben unbändigen Kampfgeist. Doch letztlich bestimmt die mentale Fitness über das Schicksal: Sieger oder »ewiger Zweiter«. Die Sieger beherrschen jeden Kniff, mit dem sie ihr Unterbewusstsein gestalten und ihre Ziele in die Wirklichkeit umsetzen. Dem Geheimnis auf die Spur zu kommen, ist gar nicht so einfach. Dem Adler scheint die Kraft des Windes in die Wiege gelegt zu sein. Er nutzt sie einfach, ohne den Zusammenhang zu begreifen. Die gute Nachricht: Auch mentale Fitness lässt sich trainieren. Ihren Lebenstraum brauchen Sie dann nicht mehr zu träumen. Sie werden ihn leben.

Dafür brauchen Sie nur drei Mentaltechniken:
Den *Formel-1-Reflex*, die *Gedankenhygiene* und die Technik, den *inneren Dialog* zu beherrschen.

Der Formel-1-Reflex

Der Steinzeitmensch reagierte auf Gefahr immer mit demselben Reflex: Er atmete ein und rannte weg. Heute gehen wir mit Stresssituationen anders um. Das Telefon klingelt zum zehnten Mal. Wir regen uns auf, atmen ein - und bleiben hocken. Weil wir nicht mehr wegrennen, erhöht sich im Körper der ph-Wert und damit sinkt der Calcium-Spiegel. Die Folge: Die Nerven liegen blank. Sie sind übererregbar, das nächste Klingeln bringt Sie auf die Palme. Darum: Machen Sie es wie Formel-1-Piloten: Wer mit 180 durch die Schikane brettert, folgt nicht dem instinktiven Einatmen-Reflex, sondern kontrolliert sein Schnaufen und atmet aus, aus, aus. Dadurch steigt der Calcium-Spiegel wieder messbar an. Die Stresshormone können ihre fatale Wirkung nicht entfalten. Der Formel-1-Pilot begegnet Stresssituationen mit Nerven aus Stahlseilen. Der Formel-1-Reflex funktioniert nicht nur auf der Rennstrecke, sondern auch bei den täglichen Schikanen im Büro. Beim nächsten Telefonanruf, der nächsten Gehaltsverhandlung oder Autobahnfahrt denken Sie daran: Aaaausatmen, Aaaausatmen, Aaaausatmen. Formel-1-Piloten kennen noch einen Kniff: Wer unter Anspannung gerät, zieht unwillkürlich seine Schultern an. Dadurch verkrampfen die Muskeln, das Blutgefäß wird abgedrückt. Die Muskeln bekommen keinen Sauerstoff mehr, und produzieren den Müdemacher Nummer 1, die Milchsäure. Anstatt abends massiert zu werden und todmüde ins Bett zu fallen - packen Sie das Übel an der Wurzel: Lassen Sie bei Stress gleich die Schultern fallen. Am besten, Sie schreiben sich einen Zettel und platzieren ihn so, dass Sie ihn immer im Blick haben. Darauf steht: Aaausatmen und Schultern fallen lassen.

Fazit: In Ihren täglichen Stresssituation denken Sie nur an zwei Dinge: Aaaausatmen und Schultern fallen lassen. Nach vier Wochen Übung funktioniert das automatisch. Nichts und niemand kann Sie mehr unter Druck setzen.

Gedankenhygiene

Körperhygiene ist für uns selbstverständlich, die Gedankenhygiene leider nicht. Negative Gedanken haben leichtes Spiel, unser Nervenkostüm Tag für Tag zu malträtieren. Das beginnt schon frühmorgens mit der Tageszeitung. An »guten« Tagen sind 90% des Inhalts »schlecht«. Mord und Totschlag, Krieg und Umweltgifte, Katastrophen und Steuererhöhungen. Abends sehen Sie dann all das, was Sie schon morgens schwarz-weiß in der Zeitung gelesen haben, noch farbig in bewegten Bildern. Wir bürden uns das Übel der gesamten Welt auf, und hämmern es tief und fest in unser Unterbewusstsein. Das erhöht nicht gerade die Lebensqualität. Dabei drehen Sie Ihren persönlichen Lebensfilm selbst. Wer nur Müllhalden und Schrottplätze filmt, darf sich nicht wundern, wenn der eigene Lebensfilm grau und düster wird. Sie müssen Ihre Objektive schon aktiv auf die schönen Dinge des Lebens richten. Sie allein entscheiden, welche Informationen Sie aufnehmen und verarbeiten wollen. Lassen Sie nicht alles an sich heran. Sondern Sie schlechte Nachrichten, an denen Sie nichts ändern können, aus.

Der Zeitungsmacher weiß, worum es geht: Nur Negatives macht Schlagzeilen. Oder nehmen Sie eine Zeitschrift, zum Beispiel den »Spiegel«. Nach jeder Ausgabe hassen Sie wieder sieben Leute mehr, die Sie vorher gar nicht gekannt haben. Eine britische Zeitung hat das Gegenteil versucht. Ohne Erfolg. »Good News« ging pleite. Wer positive Nachrichten sammeln möchte, findet sie im Internet:

www.positivepress.com
www.goodnewsnetwork.org
www.upbeat.net

Stoppen des inneren Dialogs

Kennen Sie das? Sie legen sich ins Bett, wollen einschlafen, relaxen, abschalten, können aber nicht, weil die innere Mühle unaufhörlich rattert. Dummerweise werden immer nur die negativen Ereignisse des Tages wiedergekäut. Innerlich richten Sie mit Gott und der Welt. Abends fallen Ihnen all die Argumente ein, die Ihnen tagsüber leider gefehlt haben. Das ist überflüssig. Die Amerikaner nennen das »Awfulizing«, die Inder »Affengeschnatter« und Psychologen »inneren Dialog«: schreckliche Gedanken immer schrecklicher machen.

Stoppen Sie den inneren Dialog. Wie geht das? Kein Mensch kann zwei Gedanken gleichzeitig denken. Also ersetzen Sie Ihre rationalen Gedanken durch irrationale - denken Sie Unsinn. Wiederholen Sie ein sinnloses Wort immer und immer wieder. Zum Beispiel: iamon, iamon, iamon. Ständige Wiederholung regt unser Entspannungszentrum im Gehirn an. Das weiß jede Mutter: Sie wiegt ihr Kind hin und her. Die Tibetaner benutzen Gebetsmühlen, Naturvölker die monotonen Klänge der Buschtrommel und die Christen ihren Rosenkranz. Jede Religion hat ein Ziel: das Stoppen des inneren Dialoges. Nach wenigen Minuten sind Ihre Hirnwellen verlangsamt, weil wirre Assoziationen verschwinden. Dann sind Sie im Alpha-Rhythmus - dem Zustand völliger Entspannung. Normalerweise durchwandern Sie viermal pro Nacht den Alpha-Rhythmus. Waren Sie einmal nicht in Alpha, fühlen Sie sich am nächsten Tag wie gerädert, obwohl Sie vielleicht acht Stunden geschlafen haben. Wenn Sie es schaffen, den inneren Dialog zu stoppen, dann können Sie den Zustand völliger Entspannung herbeiführen, wann Sie wollen, auch tagsüber. Sie kennen die Methode: iamon, iamon, iamon. Anfangs brauchen Sie vielleicht noch zehn oder fünfzehn Minuten um diesen gesunden Entspannungszustand zu erreichen. Doch nach

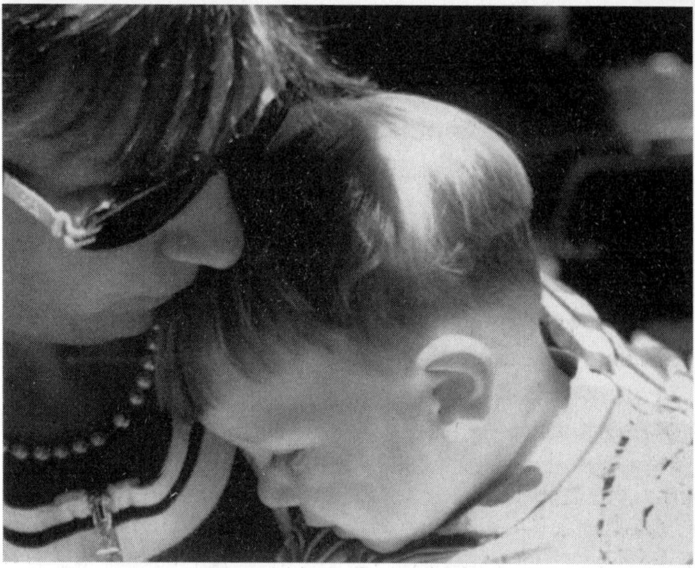

Wenn sich etwas ständig monoton wiederholt, können wir besonders gut abschalten und einschlafen. Bei Kindern funktioniert das über leises Zureden oder gleichmäßiges Schaukeln.

einigen Wochen schaffen Sie es in Sekunden. 20 Minuten dieses Reflextiefschlafes ersetzen Ihnen dann zwei Stunden Nachtschlaf. Das geht sogar in der Mittagspause. Dann sind Sie wieder hellwach, fit und konzentriert.

Die Tür zum Unterbewusstsein

Der Reflextiefschlaf lässt sich für noch viel Wichtigeres gebrauchen. Wer es geschafft hat, den inneren Dialog zu stoppen, dem steht die Tür zum Unterbewusstsein sperrangelweit offen. Dies sind die wertvollsten Momente des Lebens, denn unser Computer-Gehirn lässt sich nur in diesen Augenblicken programmieren. Die Bilder, die wir im Zustand der völligen Entspannung eingeträumt haben, neigen dazu, sich zu verwirklichen. Dabei bemühen wir uns ständig, das Leben rational zu gestalten. Das ist schwierig, mühsam, und dann kommt doch alles anders als man denkt. Unsere Ratio macht gerade einmal 5% unseres gesamten Bewusstseins aus. Darum ist es nicht verwunderlich, dass es selten gelingt, das Leben über die Ratio zu steuern.

Das Leben wird im Traum gemacht. Das Unterbewusstsein lebt sich im Traum aus. Dadurch gibt es uns Hinweise auf das, was uns beschäftigt. Unsere eingeträumten Ziele, Wünsche und Visionen werden sich dann verwirklichen, wenn wir es geschafft haben, unsere genaue Vorstellung von dem, was wir wollen, ins Unterbewusstsein zu schleusen. Die mächtige Kraft des Unterbewusstseins hilft uns bei dem Erreichen unserer Ziele. Leider liegt diese Kraft bei den meisten Menschen brach. Dabei wartet unser Unterbewusstsein nur darauf, unsere Befehle zu empfangen, um dann unermüdlich im Hintergrund, jenseits unseres Wachbewusstseins, für uns zu arbeiten. Im Hintergrund wird immer gedacht. Es denkt, es denkt, es denkt. Ohne unsere aktive Mithilfe, sogar nachts, wenn wir im Bett liegen und schlafen. Leider sind unsere Signale, die wir der Kraftzentrale Unterbewusstsein geben, oft vage, unkontrolliert, ja oft sogar undiszipliniert.

Die Kraftzentrale Unterbewusstsein lauert nur darauf, bei der Verwirklichung unserer Bilder mithelfen zu dürfen. Ein banales Beispiel ist der Wecker, den wir uns abends stellen. Wer ist nicht schon oft um 5.59 Uhr von alleine aufgewacht, wenn man sich am Vorabend den Wecker für 6.00 Uhr gestellt hat! Ja woher weiß man denn so exakt, wie spät es ist? Dass man in einer Minute aufstehen muss? Das Bewusstsein wird es uns kaum verraten haben, das hat ja geschlafen. Im Hintergrund arbeitet immer und unermüdlich das Unterbewusstsein, die stärkste gestaltende Kraft der Menschheit, um uns das Leben zu erleichtern, uns zu helfen, unsere Ziele leicht und mühelos zu erreichen.

Diese Kraft liegt bei vielen Menschen brach, wird nicht genutzt, oder aber sogar aus Versehen mit negativem Vorzeichen angewandt. Das Unterbewusstsein orientiert sich an den Bildern, Gedanken und Gefühlen, die unser Wachbewusstsein formt. Manchmal rutschen diese Bilder unkontrolliert ins Unterbewusstsein, und im Hintergrund werden diese Ziele anvisiert.

Diese Bilder, die wir einträumen, können gut oder schlecht sein, das ist egal. Das Unterbewusstsein wertet nicht. Darum ist die Qualität unserer Gedanken, die das Wachbewusstsein formt, von entscheidender Bedeutung. Wenn wir ständig positive Bilder und Gefühle entwickeln, ist die Wahrscheinlichkeit, dass positive Bilder ins Unterbewusstsein sinken, ziemlich groß. Umgekehrt wird unser Unterbewusstsein negative Signale empfangen, wenn wir häufig negative Gedanken und Gefühle entwickeln. Wie gesagt, das Unterbewusstsein wertet nicht, unterscheidet nicht zwischen gut oder schlecht, sondern hilft unbemerkt, aber wirkungsvoll mit bei der Verwirklichung der bewussten Gedanken.

Häufig ist es so, dass unbemerkt ein negatives Bild ins Unterbewusstsein delegiert wird und sich dieses Bild dann »aus Versehen« verwirklicht. Wie oft schlagen wir dann die Hände über dem Kopf zusammen und seufzen den verräterischen

Satz: »... das habe ich doch kommen sehen...« Selbst beeinflusst hat man es.

Die mächtige Kraft des Unterbewusstseins kann uns krank oder gesund machen. Hierfür gibt es unzählige, längst bekannte Beispiele. Viele Menschen bekommen Herpes, nur weil sie ein schmutziges Glas sehen. Ohne Berührung durch die Lippen entsteht ein Lippenbläschen. Die Gedanken wur-

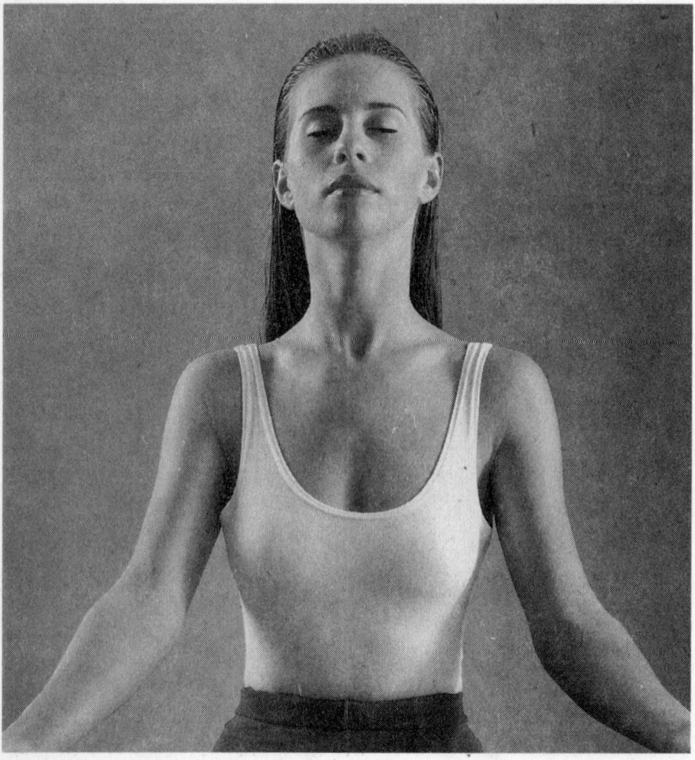

Gehen Sie ab und zu in sich. Schalten Sie ab und hören Sie in sich hinein.

den somatisiert, sind auf den Körper geschlagen. Dies ist nur ein banales Beispiel, wie die Materie, hier der Körper, dem Geist folgt. Oder Asthmakranken genügt oft der Anblick des Bildes einer blühenden Wiese, auch mitten im Winter, und schon bekommen sie einen neuen Asthmaanfall.

Umgekehrt kann die Kraft der Gedanken uns gesund machen. Jeder kennt die Berichte von Menschen, die nach jahrelanger Krankheit nach einem Lourdes-Besuch plötzlich geheilt wurden. Sicherlich hat nicht das Wasser in Lourdes die Menschen geheilt, nein, es war der Glaube an das Wasser von Lourdes. Auch in der Schulmedizin gibt es immer wieder Beispiele von Menschen, die trotz scheinbar unheilbarer Erkrankung wieder völlig gesund wurden.

Der amerikanische Krebsspezialist Dr. Carl Simonton hat sich auf die unterstützenden, mentalen Heilkräfte spezialisiert. Seine Patienten lernen in einem bestimmten Entspannungszustand, mentale Heilkräfte zu mobilisieren, und träumen, wie die Polizei im eigenen Blut gegen die Krebszellen zu kämpfen und zu visualisieren, wie die steigende Immunabwehr die Krebszellen wirkungsvoll bekämpft.

Die Kraft der Gedanken

Unsere Gedanken sind eine Form von Energie. Energie kann niemals verloren gehen, höchstens umgewandelt werden. Energie kann zu Licht werden, zu Schall, Energie kann in Wärme umgewandelt werden oder aber in Materie. Allen Gegenständen, die wir anfassen können, ging eine Form geistiger Energie voraus. Dem Bauwerk liegt die geistige Energie des Architekten zugrunde, ohne dessen Bild das Haus nie errichtet worden wäre. Der Ingenieur plant kraft seines Geistes einen neuen Motor, der Künstler malt ein Bild nach seiner geistigen Vorstellung. Auch unser Leben folgt unseren Bildern, unseren Gedanken, unseren Gefühlen. Der Schweizer Mentaltrainer Andreas Ackermann, der wohl berühmteste und kompetenteste Mentaltrainer des deutschsprachigen Raumes, sagt: »Meine momentane Situation ist das Ergebnis meiner früheren Gedanken und Gefühle.«

Andere sind glücklicher. Andere sind erfolgreicher. Andere sehen besser aus, haben mehr Geld und klügere Kinder. Wenn Sie hiervon überzeugt sind, sind Sie auf dem besten Weg, ein unzufriedener Mensch zu werden, der seinem Leben hinterherläuft.

Konfrontiert man seine Mitmenschen mit dem Satz: »Wenn du weiterhin das tust, was du bisher getan hast, wirst du auch weiterhin das erhalten, was du bisher erhalten hast«, reagieren 5% der Menschen euphorisch und sagen: »Herrlich, toll, weiter so!« 95% der Befragten reagieren dagegen eher betroffen, fühlen sich an einem bisher unbekannten, wunden Punkt getroffen und stammeln: »Ah, ja, eigentlich habe ich mir mein Leben so nicht vorgestellt.«

Wer also für die Zukunft etwas verändern möchte, der muss heute etwas verändern. Da der heutige Zustand das Ergebnis meiner früheren Gedanken und Gefühle widerspiegelt, muss ich also – wenn ich mir die Zukunft anders wünsche – spätestens heute mein Denken ändern. Das klingt zunächst gar nicht so einfach. Wenn ich nämlich depressiv bin, wie soll ich dann aktiv die Qualität meiner Gedanken verändern? Wenn ich gerade einen Schicksalsschlag erlitten habe, von meinem Lebenspartner verlassen wurde, arbeitslos oder krank bin – wie soll ich dann positive Gedanken entwickeln, positive Bilder vor meinem geistigen Auge lebendig werden lassen?

Wie wir wissen, sind Gedanken »magnetisch«. Negative Gedanken ziehen Negatives an, positive Gedanken ziehen Positives an. Stellen Sie sich einmal vor, jemand ist von seinem Lebenspartner verlassen worden, und kommt nicht darüber hinweg. In seiner Gedankenwelt existiert nur der Trennungsschmerz, alle Gedanken kreisen um das Verlassensein. Wetten, dass dieser Mensch in den nächsten Wochen ganz »zufällig« weitere Verlassene kennen lernt, und gemeinsam bereden sie ihr Schicksal, geraten noch tiefer in den Sog der negativen Gedanken, und werden mit jedem Tag noch verlassener? Fast spürt man schon die Ausstrahlung solcher Menschen, auf die freiwillig niemand zugehen möchte.

Oder nehmen wir einen Kranken, der nur über seine Krankheit nachdenkt, im Umgang mit anderen Menschen immer wieder über seine Krankheit reden möchte. Dieser Mensch wird immer kränker und kränker werden, selbstverständlich nur andere Kranke kennen lernen, und nie positive Bilder von Gesundheit, Vitalität und Lebensfreude entwickeln können. Gedanken sind magnetisch.

Umgekehrt ist es für jeden eine Freude, von erfolgreichen Menschen umgeben zu sein, sich von deren positiver Ausstrahlung anstecken zu lassen. Die Gedanken von erfolgreichen Menschen sind auch magnetisch, Erfolg zieht noch mehr Erfolg an. Kennen Sie einen Menschen, bei dem aber auch einfach alles zu klappen scheint, der immer auf der Sonnenseite des Lebens steht, der das Glück nahezu magisch anzieht? Das können Sie auch erreichen. Diese Menschen haben es oft, ohne es selbst zu wissen, geschafft, ihr positives Bild von Erfolg, von allem was sie erreichen möchten, ans Unterbewusstsein zu delegieren. Und von Stund an arbeitet unser Unterbewusstsein - die stärkste gestaltende Kraft der

Menschheit - auf Hochtouren, um bei der Erfüllung der Wünsche behilflich zu sein. Und diese beneidenswerten Menschen wirken immer so souverän, so entspannt und gelassen, als müssten sie sich bei dem Erreichen des Zieles gar nicht anstrengen. Diese Menschen sind ganz nebenbei auch steinreich, und nie haben wir den Eindruck, sie wären hinter dem Geld her. Vielmehr scheint das Geld hinter ihnen her zu sein. Sicherlich könnte man diesen Erfolg auch ohne die Kraft des Unterbewusstseins erreichen, aber dann niemals mit Leichtigkeit und Souveränität, sondern nur durch harten Einsatz, Überstunden und stundenlanges Bleistiftkauen.

Was sind Ihre Träume, Wünsche, Bilder? Wissen Sie wirklich ganz genau, was Sie wollen? Viele Menschen haben nur vage Vorstellungen von dem, was sie eigentlich erreichen möchten, aber das dann mit aller Kraft. Das Unterbewusstsein muss jedoch ganz genau wissen, wobei es Sie unterstützen soll, darum müssen wir ganz präzise Bilder entwickeln und ans Unterbewusstsein visualisieren. Wer seinen Traum schon gefunden hat, der hat es natürlich leicht. Kaum sind die erwünschten Bilder ans Unterbewusstsein delegiert, denkt es im Hintergrund unentwegt: »Wie kann ich (das Unterbewusstsein) helfen, diesen Traum wahr zu machen?«

➜ Diese Menschen werden schon bald ihren Traum leben.

Nützliche Adressen

Herzfrequenzmesser (»Pulsuhren« von der Firma POLAR) und Fettwaagen (von der Firma TANITA) gibt es im Versand über

Peter Dietz
Produkte für Ihre Gesundheit
Postfach 10 02 40 · D-90564 Schwaig
Tel.: 09 11/50 55 15
Fax: 09 11/50 59 92

Nahrungsergänzung (u. a. Vitaldrink, Eiweiß, Vitamin C, Magnesium) kann bezogen werden über

CADION Nahrungsvertrieb GmbH
Marktplatz 17 · D-90556 Cadolzburg
Tel.: 0 91 03/50 01-0
Fax: 0 91 03/50 01-50
Internet: www.cadion.net

CADION Österreich
A-4551 Ried im Traunkreis 209
Tel.: 06 64/341 65 03
Fax: 0 75 88/63 90 90
Internet: www.cadion.net

CADION Schweiz
Seestraße 108 · CH-9326 Horn
Tel.: 0 71/844 02 88
Fax: 0 71/844 02 85
Internet: www.cadion.net

Fordern Sie Infomaterial an!

Nähere Information zu optimierter Fettverbrennung und gesunden Entschlackungskuren erhalten Sie über:

Praxis Dr. Spitzbart
Tel.: 0 91 26/29 47 44

Register

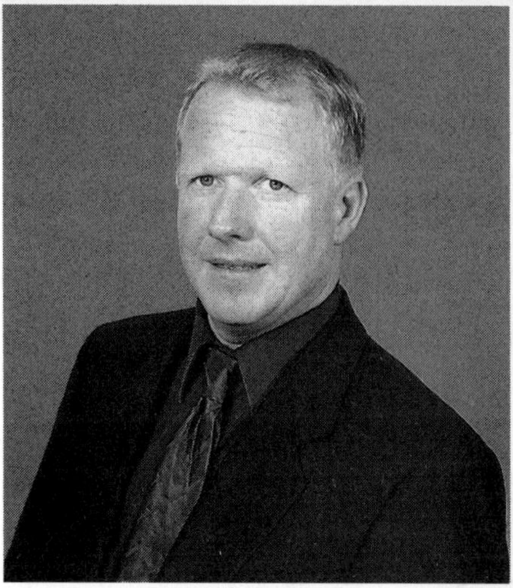

DR. MICHAEL SPITZBART

Jahrgang 1957. Nach dem Medizinstudium in den USA, Belgien und Deutschland spezialisierte er sich auf Akupunktur (insbesondere zur Nikotinentwöhnung) sowie auf präventive und orthomolekulare Medizin. Dr. Spitzbart ist ein Redner von hoher Überzeugungskraft und seine Vorträge zum Thema Stressbewältigung führten ihn schon mehrfach um die ganze Welt.

Mit der Kombination aus seinem Wissen und der Seminartätigkeit verbesserte er schon vielfach die körperliche und geistige Leistungsfähigkeit von Kopfarbeitern und Führungskräften aus Deutschland, Österreich und der Schweiz. Der Erfolg seiner Methode spiegelt sich in der immens anwachsenden Zahl von Seminarteilnehmern sowie in den unzähligen Berichten der in- und ausländischen Presse wider.

In seinen Seminaren und mit diesem Buch gibt Dr. Spitzbart sein wertvolles Wissen an alle Menschen weiter, die bereit sind, ihre Gesundheit und Leistungsfähigkeit selbst in die Hand zu nehmen.

Entspannung für Körper, Geist und Seele

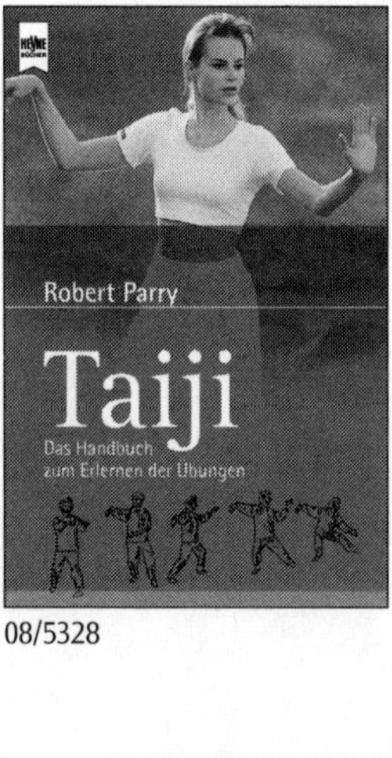

08/5328

Robert Parry
Taiji
Das Handbuch
zum Erlernen der Übungen
08/5328

Erling Petersen
Yoga
Das große Übungsbuch
für Anfänger und Fortgeschrittene
08/5360

Satya Singh
Das Kundalini-Yoga-Handbuch
Für Gesundheit von Körper,
Geist und Seele
08/9342

Dr. Flora Peschek-Böhmer
Der 5-Minuten-Yogi
Kurze Entspannungsübungen im
Büro, zu Hause und unterwegs
48/2

Eberhard Grünzinger
Entspannung durch Autogenes Training
Ein praktisches Handbuch
zum Erlernen der Übungen
08/5283

HEYNE-TASCHENBÜCHER